A ARTE DA SEDUÇÃO

EDIÇÃO CONCISA

ROBERT GREENE

Produção de
JOOST ELFFERS

A ARTE DA SEDUÇÃO

EDIÇÃO CONCISA

Tradução de Talita M. Rodrigues

Rocco

Título original
ART OF SEDUCTION
CONCISE EDITION

Publicada na Grã-Bretanha em 2003 pela PROFILE BOOKS LTD.
Derivada de *A ARTE DA SEDUÇÃO*, cuja primeira publicação foi em 2001, na Grã-Bretanha, pela Profile Books, nos EUA, em 2001, pela Viking Penguin, um selo da Penguin Putnam Inc., e no Brasil, em 2004, pela Editora Rocco Ltda.

Direitos para a língua portuguesa reservados
com exclusividade para o Brasil à
EDITORA ROCCO LTDA.
Rua Evaristo da Veiga, 65 – 11° andar
Passeio Corporate – Torre 1
20031-040 – Rio de Janeiro – RJ
Tel.: (21) 3525-2000 – Fax: (21) 3525-2001
rocco@rocco.com.br|www.rocco.com.br

Printed in Brazil/Impresso no Brasil

Preparação de originais
JOSÉ GRILLO
LEONARDO VILLA-FORTE

Diagramação: FATIMA AGRA

**CIP-BRASIL. CATALOGAÇÃO NA PUBLICAÇÃO
SINDICATO NACIONAL DOS EDITORES DE LIVROS, RJ**

G831a

Greene, Robert
A arte da sedução : edição concisa / Robert Greene ; projeto de Joost Elffers ; tradução Talita M. Rodrigues. - 1. ed. - Rio de Janeiro : Rocco, 2024.

Tradução de: The art of seduction : concise edition
ISBN 978-65-5532-419-8
ISBN 978-65-5595-112-7 (recurso eletrônico)

1. Excitação sexual. 2. Educação sexual. 3. Sedução. I. Elffers, Joost. II. Rodrigues, Talita M.

CDD: 306.7
24-88316 CDU: 612.6.062

Meri Gleice Rodrigues de Souza - Bibliotecária - CRB-7/6439

O texto deste livro obedece às normas do Acordo Ortográfico da Língua Portuguesa.

À memória de meu pai

AGRADECIMENTOS

Primeiro, gostaria de agradecer a Anna Biller por suas inúmeras contribuições para este livro: a pesquisa, as muitas discussões, sua inestimável ajuda com o texto em si, e por último, mas não menos importante, o seu conhecimento da arte de seduzir, da qual tenho sido uma feliz vítima em várias ocasiões.

Devo agradecer a minha mãe, Laurette, por seu apoio constante ao longo deste projeto e por ser a minha fã mais fervorosa.

Quero agradecer a Catherine Léouzon, que há anos me apresentou a *Les Liaisons Dangereuses* e ao mundo de Valmont.

E quero agradecer a David Frankel, por sua hábil editoração e seus conselhos tão apreciados; a Molly Stern, da Viking Penguin, por supervisionar o projeto e ajudar a lhe dar forma; a Radha Pancham, por mantê-lo organizado e ser tão paciente; e a Brett Kelly, por colocar as coisas em andamento.

Com o coração pesado, gostaria de prestar um tributo ao meu gato Boris, que durante 13 anos velou por mim enquanto eu escrevia e cuja presença faz uma enorme falta. Seu sucessor, Brutus, tem se mostrado uma valiosa fonte de inspiração.

Finalmente, gostaria de homenagear meu pai. É impossível expressar com palavras a falta que sinto dele e o quanto inspirou o meu trabalho.

SUMÁRIO

PREFÁCIO

Muito mais talento é necessário para fazer amor do que para comandar exércitos.

– NINON DE L'ENCLOS

As pessoas estão sempre tentando nos influenciar, nos dizer o que fazer, e com a mesma frequência não lhes damos ouvidos, resistindo às suas tentativas de persuasão. Mas há um momento na vida em que ninguém age assim – quando nos apaixonamos. Caímos numa espécie de encantamento. Nossas mentes, em geral preocupadas com nossos próprios problemas, agora só pensam no ser amado. Ficamos emotivos, perdemos a capacidade de raciocinar objetivamente, fazemos tolices como jamais faríamos em outra situação. Se ela durar muito tempo, algo dentro de nós se rompe: nós nos rendemos à vontade do ser amado e ao nosso desejo de possuí-lo.

A primeira coisa a colocar na cabeça é que todas / As meninas podem ser conquistadas – e que você as conquista se / Trabalhar direito. É mais fácil as aves emudecerem / Na primavera, / As cigarras no verão, ou o cão de caça / Dar as costas a uma lebre do que os doces incentivos de um amante / Falharem com uma mulher. Até a que você supõe / Relutante irá desejar isso.

– OVÍDIO, *A ARTE DE AMAR*

Os sedutores são pessoas que sabem o tremendo poder contido nesses momentos de rendição. Eles analisam o que acontece quando as pessoas se apaixonam, estudam os componentes psicológicos do processo – o que atiça a imaginação, o que encanta. Por instinto e prática, eles dominam a arte de fazer as pessoas se apaixonarem. Como sabiam as primeiras sedutoras, é muito

A combinação destes dois elementos, fascínio e rendição, é, portanto, essencial ao amor de que estamos falando. (...) O que existe no amor é a rendição devido ao fascínio.

– *On Love*, José Ortega y Gasset

mais eficaz despertar amor do que luxúria. A pessoa apaixonada é emotiva, dócil e facilmente enganada. (A palavra sedução vem do latim e significa "desviar".) A pessoa com tesão é mais difícil de controlar e, uma vez satisfeita, pode facilmente deixar você. Os sedutores não se apressam, criam o encantamento e os vínculos do amor para que o sexo, que virá em seguida, escravize ainda mais a vítima. Despertar amor e encantamento é o modelo para todas as seduções – sexuais, sociais, políticas. A pessoa apaixonada se rende.

É inútil tentar argumentar contra esse poder, imaginar que você não está interessado nele, ou que é nocivo e feio. Quanto mais você resistir ao fascínio da sedução – como uma ideia, como uma forma de poder –, mais se sentirá atraído. O motivo é simples: quase todos já sentimos o poder que é ter alguém apaixonado por nós. Nossas ações, gestos, o que dizemos, tudo tem efeitos positivos sobre aquela pessoa; talvez não saibamos exatamente aonde foi que acertamos, mas a sensação de poder é inebriante. Ela nos dá confiança, o que nos torna mais sedutores. Podemos também experimentar isso num ambiente social ou de trabalho – um dia estamos mais inspirados, e as pessoas parecem reagir melhor, mais encantadas conosco. São momentos fugazes de poder, mas vibram intensamente na nossa memória. Nós queremos revivê-los. Ninguém gosta de se sentir acanhado, tímido ou incapaz de tocar as pessoas. O canto de sereia da sedução é irresistível porque o poder é uma coisa irresistível, e nada lhe dará mais poder no mundo moderno do que a habilidade para seduzir.

Para ter esse poder, você não precisa mudar totalmente a sua personalidade nem melhorar de alguma forma a sua aparência física. Sedução é um jogo de psicologia, não de beleza, e qualquer um pode ser mestre nisso. Basta ver o mundo de uma outra forma, com os olhos de um sedutor.

Os sedutores não são pessoas que só se preocupam com os próprios problemas. Eles olham para fora, não para dentro. A primeira coisa que fazem, quando conhecem alguém, é entrar na pele dessa pessoa, ver o mundo com os olhos dela. E por várias razões. Primeiro, estar sempre preocupado consigo mesmo é sinal de insegurança, é antissedutor. Todos temos inseguranças, mas os sedutores dão um jeito de ignorá-las, voltando-se para o mundo exterior como uma forma de terapia

O que é bom? – Tudo que aumente a sensação de poder, a vontade de poder, o próprio poder no homem. O que é mau? – Tudo que se origine da fraqueza. O que é felicidade? A sensação de que o poder cresce – de que uma resistência foi superada. O que é feito por amor está sempre além do bem e do mal.

– FRIEDRICH NIETZSCHE, *ALÉM DO BEM E DO MAL*

para os momentos de dúvida pessoal. Isso lhes dá um ar mais esperançoso – queremos ficar perto deles. Segundo, entrar na pele de outra pessoa, imaginar como é ser igual a ela, facilita aos sedutores reunir informações valiosas, ficar sabendo o que faz essa pessoa se emocionar, o que a fará perder a capacidade de pensar objetivamente e cair na armadilha.

Os sedutores se veem como proporcionadores de prazer. Quando crianças, vivemos principalmente para brincar e fazer coisas agradáveis. Os adultos em geral se sentem expulsos desse paraíso, sobrecarregados com tantas responsabilidades. Os sedutores sabem que as pessoas estão esperando o prazer – não o conseguem de forma satisfatória de amigos ou amantes, e não o obtêm sozinhas. Quem entra em suas vidas oferecendo aventura e prazer é irresistível.

O sedutor vê a vida em geral como um teatro, todos são atores. As pessoas costumam achar que têm um papel limitado na vida, o que as deixa infelizes. Os sedutores, por outro lado, podem ser qualquer pessoa e representar muitos papéis.

A arte da sedução foi concebido para armá-lo com as ferramentas da persuasão e do charme, para as pessoas ao seu redor irem pouco a pouco perdendo a capacidade de resistência, sem saber como nem por que isso aconteceu.

Em qualquer sedução, existem dois aspectos que você precisa analisar e compreender: primeiro, você mesmo e suas características sedutoras; segundo, o seu alvo e as ações que penetram em suas defesas e provocam a rendição. Os dois são igualmente importantes. Se planejar a sua estratégia sem prestar atenção aos traços da sua personalidade que fazem as pessoas se sentirem atraídas por você, será visto como um sedutor mecânico, vigarista e manipulador. Se confiar na sua personalidade sedutora sem prestar atenção no outro, cometerá erros terríveis e limitará o seu potencial.

Por conseguinte, *A arte da sedução* está dividido em duas partes. A primeira, "A Personalidade Sedutora", descreve os nove tipos de sedutor, e mais o antissedutor. Ao estudar estes tipos, você vai perceber o que é inerentemente sedutor na sua personalidade, os blocos básicos para a construção de qualquer sedução. A segunda metade, "O Processo Sedutor", inclui as 24 manobras e estratégias que ensinam a criar um encanto, quebrar a resistência das pes-

Se falta a alguém, aqui em Roma, finura na arte de amar, / Prove o que digo – leia o meu livro, e os resultados são garantidos! Técnica é o segredo. Auriga, marinheiro, remador. Todos precisam disso. A técnica pode controlar / O próprio amor.

– *A arte de amar*, Ovídio

soas, dar movimento e força a sua sedução e induzir o seu alvo à rendição.

Ao entrar nestas páginas, faça como Diderot: deixe-se fascinar pelas histórias e ideias, com a mente aberta e os pensamentos fluidos. Lentamente, você se perceberá absorvendo o veneno pela pele e começará a ver tudo como uma sedução, inclusive a sua maneira de pensar e ver o mundo.

A virtude em geral é a falta de uma sedução mais forte.
– Natalie Barney

PARTE UM

A personalidade Sedutora

Todos nós temos o poder de atração – a capacidade de atrair as pessoas e mantê-las escravizadas. Poucos, entretanto, têm consciência desse potencial interior, e imaginamos a atratividade como um traço quase místico com o qual uns poucos escolhidos já nascem e o resto dos mortais jamais comandará. No entanto, para concretizarmos o nosso potencial basta compreendermos o que existe na personalidade de uma pessoa que excita naturalmente os outros e desenvolvermos essas mesmas características latentes dentro de nós.

As seduções bem-sucedidas raramente começam com uma manobra óbvia ou artifício estratégico. Isso certamente gera desconfiança. As seduções bem-sucedidas começam pela sua personalidade, pela sua capacidade de irradiar uma característica que atrai as pessoas e mexe com suas emoções de um jeito que elas não consigam controlar. Hipnotizadas pela sua personalidade sedutora, as vítimas não perceberão as suas subsequentes manipulações. Depois, vai ser muito fácil deixá-las desorientadas e seduzidas.

Há nove tipos de sedutores no mundo. Cada um tem um traço específico de personalidade que vem lá do fundo e gera uma atração sedutora. *Sereias* possuem um excesso de energia sexual e sabem como usá-lo. *Libertinos* são insaciáveis na sua adoração pelo sexo oposto, e seu desejo é contagiante. *Amantes ideais* são donos de uma sensibilidade estética que aplicam ao romance. *Dândis* gostam de brincar com a própria imagem, criando um estilo surpreendente e andrógino. *Naturais* são francos e espontâneos. *Coquetes* são autossuficientes, com uma frieza fascinante na essência. *Encantadores* querem e sabem agradar – são criaturas sociais. *Carismáticos* têm uma confiança extraordinária em si mesmos. *Estrelas* são etéreas e se cobrem de mistério.

Os capítulos desta seção o farão entender cada um dos nove tipos. Pelo menos um deve tocar num ponto sensível – e você vai se reconhecer em parte. Este capítulo será a chave para o desenvolvimento dos seus próprios poderes de atração.

Pense nos nove tipos como sombras, silhuetas. Somente entrando em uma delas e deixando-a crescer dentro de você é que será possível começar a desenvolver a personalidade sedutora que lhe dará poderes ilimitados.

Sereia

Em geral o homem se sente secretamente oprimido pelo papel que é obrigado a representar – tendo sempre de ser responsável, estar no controle e manter a racionalidade. A Sereia é a figura máxima da fantasia masculina porque ela representa o alívio total de todos os limites impostos a sua vida. Na presença dela, sempre exaltada e cheia de energia sexual, o homem se sente transportado a um reino de puro prazer. Ela é perigosa e, ao persegui-la energicamente, o homem pode perder o controle de si mesmo, algo que ele deseja muito. Num mundo em que as mulheres são quase sempre tímidas demais para projetar essa imagem, aprenda a controlar a libido masculina encarnando a fantasia dele.

CHAVES PARA A PERSONAGEM

A Sereia é o personagem sedutor mais antigo de todos. Seu protótipo é a deusa Afrodite – é da sua natureza estar envolta numa característica mítica –, mas não pense que ela é uma coisa do passado, ou personagem lendário ou da história; ela representa uma intensa fantasia masculina da mulher extremamente sexual, confiante e atraente oferecendo prazeres infinitos e uma pitada de risco. Hoje, essa fantasia só pode ser ainda mais tentadora para a psique masculina, pois agora, mais do que nunca, ele vive num mundo que circunscreve seus instintos agressivos tornando tudo seguro e protegido, um mundo que oferece menos chances de aventuras e riscos como nunca aconteceu antes. No passado, o homem tinha como extravasar esses impulsos – as guerras, o mar alto, as intrigas políticas. No âmbito sexual, cortesãs e amantes eram praticamente uma instituição social e lhe proporcionavam a variedade e a caça que ele desejava. Sem esses escoadouros, os impulsos se voltam para dentro e o devoram, ficando ainda mais voláteis por serem reprimidos. Às vezes o homem poderoso faz coisas irracionais, como ter um caso amoroso na ocasião menos adequada, só pela emoção, pelo risco. O que é irracional pode se mostrar

O encanto da presença [de Cleópatra] era irresistível, e havia um fascínio na sua pessoa e na sua conversa, junto com uma força peculiar de caráter, que impregnava cada uma de suas palavras e ações e seduzia a todos que a ela se associavam. Era delicioso simplesmente ouvir o som de sua voz, com a qual, como um instrumento de múltiplas cordas, ela passava de um idioma a outro.

– PLUTARCO, *CONSTRUTORES DE ROMA*

extremamente sedutor, mais ainda para os homens, que precisam parecer sempre sensatos.

Se é o poder sedutor que você está querendo, a Sereia é o mais potente. Ela opera sobre as emoções mais básicas de um homem e, se ela representar o seu papel corretamente, pode transformar um homem normalmente forte e responsável num escravo infantilizado.

O mais importante, a Sereia deve se distinguir das outras mulheres. Ela é por natureza uma coisa rara, mítica, única num grupo; ela é também um prêmio valioso a ser arrebatado dos outros homens. Cleópatra se fez diferente com seu senso dramático; o artifício da imperatriz Josefina Bonaparte era a sua extrema languidez; o de Marilyn Monroe, a sua característica infantil. Aqui as características físicas oferecem mais vantagens, visto que a Sereia é preeminentemente uma visão para ser contemplada. Uma presença extremamente feminina e sexual, chegando a ponto mesmo da caricatura, logo a diferenciará, visto que as mulheres na sua maioria não se sentem seguras para projetar uma imagem assim.

Depois de se fazer destacar das outras, a Sereia deve possuir mais duas qualidades importantes: habilidade para

Ficamos deslumbrados com o adorno feminino, com a superfície / Tudo ouro e joias: tão pouco do que observamos / É a menina. E onde (podes perguntar) entre tanta abundância / Se encontra o nosso objeto de paixão? O olhar iludido / Pela esperta camuflagem do Amor.

– Ovídio, *Os remédios do amor*

O seu próximo encontro será com as Sereias, que enfeitiçam os homens que delas se aproximam. (...) Pois com sua voz as Sereias os encantam, sentadas num prado onde se amontoam ossadas putrefatas de homens, de onde ainda pendem as peles ressequidas.

– CIRCE A ULISSES, *ODISSEIA*, LIVRO XII

fazer o homem correr atrás dela com tanto entusiasmo a ponto de perder o controle e um toque de periculosidade. O perigo é surpreendentemente sedutor. Conseguir que um homem a persiga não é tão difícil: uma presença altamente sexual se encarregará disso. Mas você não deve parecer uma cortesã ou prostituta, a quem o homem procura e logo depois dela se desinteressa. Pelo contrário, você é um tanto arisca e distante, uma fantasia que se realiza. Durante o Renascimento, as grandes Sereias, como Tullia d'Aragona, tinham o porte e as atitudes de deusas gregas – a fantasia da época. Hoje, você pode se inspirar numa deusa do cinema – qualquer coisa que pareça irreal, até espantoso. Essas qualidades farão um homem persegui-la com veemência; quanto mais ele for atrás de você, mais achará que está agindo por iniciativa própria.

Um certo componente de risco é fácil de sugerir, a fim de fortalecer as suas outras características de Sereia – o toque de loucura em Marilyn, por exemplo, que atraía os homens. As Sereias costumam ser fantasticamente irracionais, o que exerce uma atração imensa nos homens oprimidos pela própria sensatez. Um componente de medo também é crucial: manter o homem a uma devida distância gera respeito, para que ele não se aproxime demais e descubra quem você é, ou perceba os seus pontos fracos. Crie esse medo mudando de humor de repente, mantendo o homem inseguro, vez por outra intimidando-o com comportamentos caprichosos.

O elemento mais importante para uma aspirante a Sereia é sempre o físico, o principal instrumento de poder da Sereia. Qualidades físicas – um perfume, uma feminilidade maior evocada pela maquiagem ou roupas enfeitadas ou sedutoras – funcionam ainda mais com os homens porque não fazem sentido. No seu imediatismo, elas contornam processos racionais, causando o mesmo efeito da isca para um animal, ou o movimento de uma capa para o touro. A aparência apropriada de uma Sereia é muitas vezes confundida com beleza física, particularmente o rosto. Mas um rosto bonito não faz o estilo Sereia, pelo contrário, cria uma distância e uma frieza muito grandes. A Sereia deve estimular um desejo generalizado, e a melhor maneira de fazer isso é criar uma impressão global que seja ao mesmo tempo perturbadora e fascinante. Não é um traço em particular, mas uma combinação de qualidades:

A voz. Nitidamente uma qualidade importante, como indica a lenda, a voz da Sereia tem uma presença animal imediata com incrível poder sugestivo. A Sereia deve ter uma voz insinuante com alusões eróticas, com mais frequência de forma subliminar e não declarada. A Sereia não fala depressa, de forma agressiva ou estridente. Sua voz é calma e descansada, como se ainda não estivesse bem desperta – ou levantado da cama.

Corpo e adornos. Se a voz deve embalar, o corpo e os adornos devem deslumbrar. É com suas roupas que a Sereia visa criar o efeito de deusa.

A chave: tudo deve ser deslumbrante, mas também harmonioso, de tal forma que um só adorno não se destaque chamando atenção. Sua presença deve estar carregada de energia, irreal, a realização de uma fantasia. O ornamento é usado para enfeitiçar e distrair. A Sereia pode também usar as roupas para sugerir sexo, às vezes abertamente, porém, com mais frequência, com sutileza e não de uma forma estridente – isso a faria parecer uma pessoa manipuladora. Relacionada com isto, existe a ideia de exibição seletiva, a revelação de apenas uma parte do corpo –

mas uma parte que vai excitar a imaginação.

Movimento e atitude. A Sereia se move graciosamente e sem pressa. Os gestos apropriados, o movimento e a atitude de uma Sereia são como a voz apropriada: eles sugerem algo excitante, despertando o desejo sem serem óbvios demais. Você deve ter um jeito lânguido, como se tivesse todo o tempo do mundo para o amor e o prazer. Seus gestos devem ter uma certa ambiguidade, sugerindo alguma coisa ao mesmo tempo inocente e erótica, uma mistura perversamente satisfatória. Enquanto uma parte de você parece gritar por sexo, a outra parte é dengosa e ingênua, como se você fosse incapaz de perceber o efeito que está causando.

Símbolo: *Água. O canto da Sereia é cristalino e excitante, e a própria Sereia é fluida e inalcançável. Como o mar, a Sereia atrai com a promessa de aventura e prazer infinitos. Esquecendo passado e futuro, os homens a seguem até mar alto, onde se afogam.*

Libertino

A mulher nunca se sente desejada e valorizada o bastante. Ela quer atenção, mas o homem em geral se mostra distraído e insensível. O Libertino é a grande figura da fantasia feminina – quando deseja uma mulher, por mais breve que seja esse momento, o homem vai até o fim do mundo atrás dela. Ele pode ser desleal, desonesto e amoral, mas tudo isso só o torna ainda mais atraente. Ao contrário do homem normal, cauteloso, o Libertino é deliciosamente incontido, um escravo do seu amor pelas mulheres. Existe ainda o fascínio da sua reputação: tantas mulheres sucumbiram a ele, deve haver um motivo. As palavras são o fraco das mulheres, e o Libertino é mestre na linguagem sedutora. Desperte os desejos reprimidos de uma mulher adaptando o misto de risco e prazer do Libertino.

CHAVES PARA A PERSONAGEM

De início, pode parecer estranho que um homem nitidamente desonesto, desleal e nem um pouco interessado no casamento possa ter algum encanto para as mulheres. Mas ao longo de toda a história, em todas as culturas, este tipo tem causado um efeito fatal. O que o Libertino oferece é o que a sociedade normalmente proíbe às mulheres: um caso de amor só pelo prazer, um esbarrão excitante com o perigo. A mulher em geral se sente profundamente oprimida pelo papel que esperam que ela represente. Ela deve ser a força suave, civilizadora da sociedade, e desejar compromissos e fidelidade pelo resto da vida. Mas quase sempre o casamento e o relacionamento não lhe proporcionam romance e dedicação, mas rotina e um companheiro sempre distraído. É uma eterna fantasia feminina encontrar um homem que se entregue totalmente, que viva para ela, mesmo que seja por pouco tempo.

Mas que força é esta, afinal, que Don Juan usa para seduzir? É desejo, a energia do desejo sensual. Ele deseja em cada mulher todas as mulheres. A reação a esta gigantesca paixão embeleza e revela a pessoa desejada, que cora ainda mais bela com seu reflexo. Como o fogo do entusiasta ilumina com esplendor sedutor até aqueles que com ele mantêm uma relação casual, assim Don Juan transfigura num sentido muito mais intenso todas as moças.

– SÖREN KIERKEGAARD, *OU ISTO OU AQUILO*

Para representar o Libertino, o requisito mais óbvio é a capacidade de soltar, de atrair uma mulher para o tipo de momento puramente sensual em que passado e futuro não significam mais nada. O desejo intenso tem o poder de distrair a mulher, assim como a presença da Sereia tem sobre o homem. Geralmente a mulher é defensiva e pode perceber dissimulação e estratégia. Mas, se for absorvida pelos seus cuidados e confiar que você fará qualquer coisa por ela, não vai notar nada além de você, ou encontrará um jeito de perdoar suas indiscrições. A chave é não demonstrar hesitação, abandonar todas as limitações, mostrar que você não consegue se controlar. Não se preocupe caso não inspire confiança; enquanto você for escravo dos encantos dela, ela não vai pensar nas consequências.

O Libertino jamais se preocupa com a resistência que uma mulher possa lhe fazer, ou com qualquer outro obstáculo no seu caminho – um marido, uma barreira física. A resistência é só um incentivo ao seu desejo, deixando-o ainda mais excitado. Lembre-se: não havendo resistência ou obstáculos no seu caminho, você deve criá-los. Sem eles, a sedução não acontece.

No extremismo do Libertino existe uma noção de perigo, de tabu, talvez até um toque de crueldade. Assim como um homem pode cair vítima da Sereia pelo desejo de se libertar da sua noção de responsabilidade masculina, a mulher pode sucumbir ao Libertino pelo desejo de se livrar das repressões da virtude e da decência. Na verdade, é quase sempre a mulher mais virtuosa que se apaixona mais intensamente pelo Libertino. Como os homens, as mulheres se sentem profundamente atraídas pelo proibido, pelo perigoso e até mesmo pelo que é ligeiramente perverso. Lembre-se sempre: ao bancar o Libertino, você deve transmitir uma sensação de risco e mistério, dando a entender à sua vítima que ela está ingressando em algo raro e excitante – uma chance de extravasar seus desejos obscuros.

Entre as qualidades mais sedutoras do Libertino está a sua capacidade de despertar nas mulheres o desejo de regenerá-lo. Você deve explorar essa tendência a fundo. Quando apanhado em flagrante praticando a libertinagem, recorra a sua fraqueza – o seu desejo de mudar e a sua incapacidade de fazer isso. Com tantas mulheres aos seus pés, o que você pode fazer? A vítima é você. Você precisa de ajuda. As mulheres saltarão para agarrar a oportunidade; elas são extraordinariamente indulgentes com o Libertino, porque ele é uma pessoa muito agradável, muito arrojada. A vontade de reabilitá-lo disfarça a verdadeira natureza do desejo, a emoção secreta que obtêm dele.

Entre as muitas formas de se lidar com o efeito de Don Juan sobre as mulheres, vale a pena destacar o motivo do herói irresistível, pois ele ilustra uma curiosa mudança na nossa sensibilidade. Don Juan só se tornou irresistível para as mulheres na era romântica, e inclino-me a pensar ser um traço da imaginação feminina fazê-lo assim. Quando a voz das mulheres começou a se afirmar e até, quem sabe, dominar na literatura, Don Juan evoluiu tornando-se o ideal das mulheres e não dos homens. (...) Don Juan é hoje o sonho feminino do amante perfeito, fugitivo, apaixonado, ousado. Ele dá às mulheres o momento inesquecível,

Cada gênero tem suas fraquezas. O homem é tradicionalmente vulnerável à aparência. Já a mulher tem como pontos fracos a linguagem e as palavras. O Libertino deve ser tão promíscuo com as palavras como é com as mulheres. Ele as escolhe pela habilidade de insinuar, sugerir, elevar e contaminar. A linguagem do Libertino não tem como objetivo comunicar ou informar, e sim persuadir, bajular, tumultuar o emocional. Lembre-se: a forma é o que importa, não o conteúdo. Dê às palavras um sabor grandiloquente, espiritual, poético para melhor insinuar o desejo.

Finalmente, o maior bem de um Libertino é a sua reputação. Nunca subestime a sua má fama nem pareça estar se desculpando por ela. Pelo contrário, aceite-a, fortaleça-a ainda mais. É isso que atrai as mulheres até você. Não deixe a sua reputação ao sabor do acaso ou das fofocas; ela é a sua obra-prima, e você deve criá-la, aprimorá-la e exibi-la com o cuidado de um artista.

Símbolo:

Fogo. O Libertino queima com um desejo que inflama a mulher que ele está seduzindo. É exagerado, incontrolável e perigoso. O Libertino pode acabar no inferno, mas as chamas que o cercam quase sempre o tornam ainda mais desejável para as mulheres.

a magnífica exaltação da carne que com tanta frequência lhes é negada pelo verdadeiro marido, que pensa que os homens são rudes e as mulheres, espirituais. Ser o Don Juan fatal pode ser o sonho de um punhado de homens, mas encontrá-lo é o sonho de muitas mulheres.

– OSCAR MANDEL, "THE LEGEND OF DON JUAN", *THE THEATRE OF DON JUAN*

O Amante Ideal

A maioria das pessoas tem sonhos na juventude que o tempo se encarrega de ir frustrando e desgastando. Elas se decepcionam com os outros, com os acontecimentos, com a realidade, que não combinam com seus ideais de jovem. Os Amantes Ideais se alimentam dos sonhos frustrados que as pessoas acalentam como fantasias pelo resto da vida. Você deseja ardentemente um romance? Uma aventura? Uma comunhão espiritual sublime? O Amante Ideal reflete a sua fantasia. Ele, ou ela, é um artista ao criar a ilusão do que você precisa, idealizando o seu retrato. Num mundo de desencantos e mesquinharias existe uma energia sedutora sem limites no caminho do Amante Ideal.

CHAVES PARA A PERSONAGEM

Todos temos dentro de nós um ideal, seja do que gostaríamos de ser, seja do que queremos que outra pessoa seja para nós. Esse ideal vem da mais tenra idade – desde quando sentimos que faltava alguma coisa em nossa vida, que os outros não nos davam, que não podíamos dar a nós mesmos. Talvez nos tenham dado conforto demais, e queiramos perigo e rebeldia. Se queremos o perigo, mas ele nos assusta, talvez procuremos alguém que pareça estar à vontade com ele. Ou quem sabe o nosso ideal seja mais elevado – desejamos ser mais criativos, nobres e gentis do que conseguimos ser. Nosso ideal é algo que sentimos que está faltando dentro de nós.

Nosso ideal pode estar enterrado em frustrações, mas está lá, escondido, aguardando a centelha que o vai inflamar. Se outra pessoa parece ter essa qualidade ideal, ou a habilidade para despertá-la em nós, ficamos apaixonados. Essa é a reação aos Amantes Ideais. Sintonizados com o que está faltando dentro de você, com a fantasia que vai deixar você excitado, eles refletem o seu ideal – e você faz o resto, projetando neles os seus desejos e anseios mais profundos.

Um bom amante se comportará ao amanhecer com a mesma elegância de qualquer outra hora do dia. Ele se ergue relutante da cama com uma expressão de desânimo no rosto. A dama insiste: "Vamos, meu amigo, está clareando. Não vai querer que o encontrem aqui." Ele suspira fundo, como se dissesse que a noite não foi suficientemente longa e que é uma agonia partir. Uma vez de pé, ele não veste logo as calças. Pelo contrário, aproxima-se da dama e sussurra o que não chegou a ser dito durante a noite. Mesmo depois de vestido, ele ainda se demora, vagamente fingindo estar apertando o cinturão. Dali a pouco ele ergue a gelosia e os dois amantes param

O Amante Ideal é uma raridade no mundo contemporâneo, uma vez que o papel requer muitos esforços. Você terá de focar intensamente na outra pessoa, sondar o que a desaponta e do que ela sente falta. As pessoas revelam isso de forma sutil. Ignore as palavras e o comportamento consciente do seu alvo; foque no tom de voz, num rubor aqui, num olhar ali – esses sinais mostram o que as palavras não dizem. Aparentando ser o que lhes faz falta, você se tornará ideal.

Criar esse efeito requer paciência e atenção aos detalhes. A maioria das pessoas é tão impaciente e está tão absorvida por seus próprios desejos que torna-se inapta para o papel de Amante Ideal. Faça dessa uma fonte de oportunidades infinitas. Seja um oásis no meio de um deserto de egocêntricos; poucos resistem à tentação de estar com alguém tão antenado aos seus desejos, disposto a dar vida às suas fantasias.

Rodolfo Valentino foi a personificação do Amante Ideal na década de 1920, ou pelo menos a sua imagem criada pelo cinema. Tudo que ele fazia – os presentes, as flores, o modo de dançar, de pegar na mão de uma mulher – demonstrava uma escrupulosa atenção aos detalhes, que mostrava o quanto ele estava pensando nela. A imagem era a de um homem que se demorava ao fazer a corte, transformando-a numa experiência estética. Os homens odiavam Valentino, porque as mulheres agora esperavam que eles estivessem à altura do ideal de paciência e atenção que ele representava. No entanto, nada é mais sedutor do que a atenção paciente. Faz o caso parecer elevado, estético, e não apenas sexo. O poder de um Valentino, hoje em dia especialmente, provém da dificuldade de encontrar gente assim. A arte de representar o ideal de uma mulher está quase extinta – o que a torna ainda mais fascinante.

Se o amante cavalheiresco continua sendo o ideal para as mulheres, os homens com frequência idealizam a madona/prostituta, a mulher que combina sensualidade com um ar de espiritualidade ou inocência.

A chave é a ambiguidade – parecer sensível aos prazeres da carne tendo ao mesmo tempo um ar inocente, espiritual, uma sensibilidade poética. Esse misto de celestial e terreno é imensamente sedutor.

Se Amantes Ideais são mestres em seduzir as pessoas apelando para os seus melhores sentimentos, algo que

juntos na porta lateral, enquanto ele lhe diz o quanto teme o dia que virá em seguida, que os manterá separados; então ele escapole. A dama o observa ir, e este momento de separação permanecerá entre as suas lembranças mais encantadoras. Na verdade, o apego a um homem depende em grande parte da sua elegância na despedida. Quando ele pula da cama, sai correndo pelo quarto, amarra depressa os cordões das calças, arregaça as mangas do seu casaco elegante, manto ou roupa de caça, enfia seus pertences no peito da túnica e depois, rapidamente, firma o cinturão externo – começa-se realmente a odiá-lo.

– The Pillow Book Of Sei Shonagon

ficou perdido na infância, os políticos podem se beneficiar aplicando essa habilidade numa escala de massa a todo um eleitorado. Foi isso que John F. Kennedy fez intencionalmente com o povo americano, de forma mais óbvia ao criar a aura de "Camelot" em torno de si mesmo. Somente depois da sua morte é que a palavra "Camelot" foi usada para designar o período em que esteve na presidência, mas a atmosfera romântica que ele conscientemente projetou com sua juventude e boa aparência manteve-se em pleno funcionamento enquanto ele viveu. Mais sutilmente, ele também jogou com as imagens da América sobre a sua própria grandeza e ideais perdidos. As pessoas literalmente se apaixonaram por ele e por sua imagem.

Os políticos podem ganhar poder sedutor cavando o passado de um país, trazendo à tona imagens e ideais que foram abandonados ou reprimidos. Eles só precisam do símbolo: não têm realmente que se preocupar em recriar a realidade por trás de si. Os bons sentimentos que despertam bastam para garantir uma reação positiva.

Lembre-se: a maioria das pessoas acredita ser interiormente melhor do que aparenta para o mundo. Elas têm ideais não realizados: poderiam ser artistas, pensadores, líderes, entidades espirituais, mas o mundo as esmagou, negou a elas a chance de aflorar suas habilidades. Essa é a chave para a sedução – e também para mantê-las seduzidas ao longo do tempo. Apelar somente para os aparatos físicos dessas pessoas, como muitos sedutores amadores fazem, só vai fazê-las ressentidas por terem seus instintos ludibriados. Apele para esse interior escondido, para um padrão mais alto de beleza, e elas mal perceberão que foram seduzidas. Faça-as se sentirem elevadas, infladas, e seu poder sobre elas será ilimitado.

As mulheres têm servido, durante todos esses séculos, de espelhos com o poder mágico e delicioso de refletir a figura de um homem com o dobro do seu tamanho natural.

– Virginia Woolf, *Um teto todo seu*

Símbolo:

O Retratista. Diante do olhar dela, todas as suas imperfeições desaparecem. Ele revela as nobres qualidades que existem em você, o enquadra num mito, o faz divino, o imortaliza. Pela habilidade que tem de criar essas fantasias, ele é recompensado com um grande poder.

Dândi

Na maioria,
sentimo-nos presos aos papéis limitados que o mundo espera que representemos. Somos instantaneamente atraídos por quem tem mais fluidez, é mais ambíguo do que nós – aquelas pessoas que criam a sua própria persona. Os Dândis nos excitam porque não podem ser categorizados, e falam indiretamente de uma liberdade que desejamos para nós mesmos. Eles jogam com a masculinidade e a feminilidade; eles moldam a sua própria imagem física, que é sempre surpreendente; eles são misteriosos e ariscos. Eles também apelam para o narcisismo de ambos os sexos: com uma mulher, são psicologicamente femininos; com um homem, são masculinos. Use o poder do Dândi para criar uma presença ambígua, fascinante, que excita desejos reprimidos.

CHAVES PARA A PERSONAGEM

Hoje costumamos achar que a liberdade sexual progrediu nesses últimos anos – que tudo mudou, para pior ou melhor. Isto é uma grande ilusão; uma leitura da história revela períodos em que as pessoas tinham comportamentos sexuais muito mais desregrados (a Roma imperial, a Inglaterra do final do século XVII, o "mundo flutuante" do Japão do século XVIII) do que atualmente. Sem dúvida, os papéis de gênero estão mudando, mas eles já mudaram antes. A sociedade está em constante mudança, mas uma coisa continua sempre igual: a maioria das pessoas se conforma com o que é normal para a época. Elas representam o papel que lhes coube. A conformidade é uma constante porque os seres humanos são criaturas sociais que estão sempre se imitando umas às outras.

Dândis existiram em todas as épocas e culturas e para onde quer que tenham ido lucraram com o papel conformista representado pelos outros. O Dândi exibe uma verdadeira e radical diferença com relação às outras pessoas, na aparência e nos modos. Como a maioria, nós nos sentimos no íntimo oprimidos pela falta de liberda-

O dandismo nem mesmo é, como muita gente levianamente parece supor, um interesse excessivo pela aparência pessoal e a elegância material. Para o verdadeiro dândi, estas coisas não passam de um símbolo da superioridade aristocrática da sua personalidade. (...) O que, então, é esta paixão dominadora que se transformou num credo e criou os seus próprios e hábeis tiranos? Que Constituição é esta que criou uma casta tão arrogante? É, acima de tudo, uma necessidade intensa de adquirir originalidade, dentro dos limites aparentes das convenções. É uma espécie de culto de si mesmo, capaz de prescindir até do que em geral se chama de ilusões. É o prazer de causar admiração e a orgulhosa satisfação de nunca se admirar...

– Charles Baudelaire, *The Dandy*, citado em *Vice: An Anthology*, editado por Richard Davenport-Hines

de, quem é mais fluido e ostenta a sua diferença nos atrai.

Dândis seduzem social e sexualmente; grupos se formam ao seu redor, o seu estilo é imitado com delírio, toda uma corte ou multidão se apaixona por eles. Ao adaptar a personalidade do Dândi aos seus próprios objetivos, lembre-se de que ele é, por natureza, uma flor rara e bela. Seja diferente de uma forma ao mesmo tempo surpreendente e estética, jamais vulgar; zombe de tendências e estilo atuais, siga numa nova direção e não demonstre nenhum interesse pelo que os outros estão fazendo. As pessoas, na sua maioria, são inseguras; elas ficarão imaginando o que você vai fazer e, aos poucos, começarão a admirá-lo e imitá-lo, porque você se expressa com total confiança.

A tradição tem definido o Dândi pelas roupas, e sem dúvida a maioria deles cria um estilo visual único. Beau Brummel, o mais famoso de todos os dândis, passava horas cuidando da toalete, em particular do inimitável e elegante nó da gravata, pelo qual era famoso em toda a Inglaterra no início do século XIX. Mas o estilo de um Dândi não pode ser óbvio, porque eles são sutis e não se esforçam por chamar a atenção – as atenções chegam até eles. A pessoa cujas roupas são flagrantemente diferentes não têm imaginação ou bom gosto. Os Dândis mostram a sua diferença nos pequenos toques que marcam o seu desdém pelas conveniências: o terno de veludo verde de Oscar Wilde, as perucas prateadas de Andy Warhol. No Dândi feminino funciona da mesma maneira. Ele pode adotar um vestuário masculino, digamos, mas, se o fizer, um toque aqui e outro ali o diferenciará: nenhum homem jamais se vestiu como George Sand. O chapéu excessivamente alto, as botas de montaria usadas pelas ruas de Paris faziam as pessoas pararem para olhar.

Lembre-se, é preciso haver um ponto de referência. Se o seu estilo visual é totalmente incomum, as pessoas pensarão, na melhor das hipóteses, que é óbvio que você está querendo chamar atenção; e, na pior, que é louco. Em vez disso, crie a sua própria moda adaptando e alterando os estilos predominantes para se tornar objeto de fascínio. Faça isso de forma correta e as pessoas não pensarão duas vezes antes de imitá-lo.

A não conformidade dos Dândis, entretanto, vai além das aparências. É uma atitude com relação à vida que os distingue; adote essa atitude e um

Eu sou uma mulher. Todo artista é uma mulher e deveria ter uma queda por outras mulheres. Os artistas homossexuais não podem ser verdadeiros artistas porque gostam de homens e, visto serem eles mesmos mulheres, revertem à normalidade.

– Pablo Picasso

círculo de seguidores se formará ao seu redor.

Os Dândis são extremamente impudentes. Não dão a mínima para os outros, e jamais procuram agradar. A insolência do Dândi, por outro lado, tem como alvo a sociedade e suas convenções. E como as pessoas se sentem em geral oprimidas pela obrigação de serem sempre bem-educadas e altruístas, elas adoram estar ao lado de alguém que despreza essas sutilezas.

Os Dândis são mestres na arte de viver. Vivem para o prazer, não para o trabalho; cercam-se de objetos bonitos, comem e bebem com a mesma satisfação que demonstram por suas roupas. A chave é fazer de tudo uma opção estética. A sua habilidade para aliviar o tédio transformando o viver numa arte fará de você uma companhia muito apreciada.

O sexo oposto é um território estranho, incompreensível para nós, e isto nos excita, cria a peculiar tensão sexual. Mas é também fonte de aborrecimentos e frustrações. Os homens não entendem o modo de pensar das mulheres, e vice-versa; cada um tenta fazer o outro agir mais parecido com alguém do seu próprio sexo. Os Dândis podem não tentar agradar nunca, mas nesta área eles causam um efeito agradável; adotando traços psicológicos do sexo oposto, eles cativam o nosso narcisismo inerente.

Esse tipo de travestismo mental – a habilidade para entrar no espírito do sexo oposto, para se adaptar ao modo como eles pensam, espelhando seus gostos e atitudes – pode ser um elemento-chave para a sedução. É uma forma de deixar a vítima hipnotizada.

O Dândi feminino (o homem ligeiramente andrógino) atrai a mulher exatamente com o que ela quer: uma presença familiar e agradável. Espelhando a psicologia feminina, ele chama atenção por sua aparência, sensibilidade ao detalhe, faceirice – mas também tem uma pitada de crueldade masculina. Mulheres são narcisistas, apaixonadas pelos encantos de seu próprio sexo. Ao mostrar a elas o charme feminino, um homem pode hipnotizá-las e desarmá-las, deixando-as vulneráveis para o movimento seguinte, ousado e masculino.

O Dândi masculino (a mulher ligeiramente andrógina) é bem-sucedido por reverter o padrão da superioridade masculina em matéria de amor e sedução. A aparente independência do homem e sua capacidade de distanciamento sempre dão a ele o controle da dinâmica entre homem e mulher. Uma mulher puramente feminina provoca

Estes modos reais que [o dândi] elevou ao auge da verdadeira realeza ele os copiou das mulheres, para cujo papel elas parecem feitas naturalmente. É mais ou menos usando os modos e os métodos femininos que o Dândi domina. E esta usurpação da feminilidade ele faz com que elas mesmas a aprovem. (...) O dândi tem algo de antinatural e andrógino, que é exatamente como ele consegue seduzir sempre.

– JULES LEMAÎTRE, *LES CONTEMPORAINS*

desejo, mas está sempre vulnerável aos caprichos e à perda de interesse dos homens; uma mulher puramente masculina, por outro lado, não desperta interesse nenhum. Ao seguir o caminho do Dândi masculino, porém, você neutraliza todos os poderes de um homem. Nunca se exponha completamente; ao mesmo tempo que você é passional e sexy, mantenha um ar de independência e autonomia. Você pode partir para a próxima conquista, ou deixar que o homem assim suponha. Você tem assuntos mais importantes com os quais se ocupar, como o seu trabalho. Homens não sabem como enfrentar mulheres que usam as mesmas armas que eles; ficam intrigados, desarmados.

Segundo Freud, a libido humana é essencialmente bissexual; a maioria das pessoas se sente de certa maneira atraída por pessoas do seu mesmo sexo, mas as restrições sociais (variando com a cultura e o período histórico) reprimem esses impulsos. O Dândi representa a liberação dessas restrições.

Não se deixe enganar pela superficial desaprovação que a sua atitude de Dândi possa provocar. A sociedade pode tornar pública as suas dúvidas quanto à androginia (na teologia cristã, Satã é com frequência representado como uma figura andrógina), mas isso oculta o seu fascínio; o que é mais sedutor é quase sempre o que está mais reprimido. Aprenda a praticar um dandismo brincalhão e você será o ímã para os desejos ocultos e irrealizados mais intensos das pessoas.

A chave para esse poder é a ambiguidade. Numa sociedade em que todos representam papéis óbvios, a recusa em se conformar com um padrão qualquer excita o interesse. Seja ao mesmo tempo masculino e feminino, impudente e charmoso, sutil e ofensivo. Deixe que os outros se preocupem em ser socialmente aceitáveis; esses tipos existem à farta, e você está atrás de um poder maior do que eles possam imaginar.

Símbolo: *A Orquídea.*

Sua forma e cor sugerem curiosamente ambos os sexos, seu perfume é doce e decadente – é uma flor tropical do mal. Delicada e muito cultivada, seu valor está na raridade; é diferente de qualquer outra flor.

Natural

A infância é um paraíso dourado que estamos sempre, consciente ou inconscientemente, tentando recriar. O Natural incorpora as qualidades tão desejadas da infância – espontaneidade, sinceridade, despretensão. Na presença da pessoa Natural, nos sentimos à vontade, capturados pelo seu espírito brincalhão, transportados de volta àquela era de ouro. Os Naturais também fazem de suas fraquezas uma virtude, despertando a nossa solidariedade com seus sofrimentos, fazendo com que queiramos protegê-los e ajudá-los. Como no caso da criança, grande parte disso é natural, mas o resto é exagero, uma manobra sedutora consciente. Adote a atitude do Natural para neutralizar a resistência defensiva das pessoas e infectá-las com uma irresistível sensação de prazer.

TRAÇOS PSICOLÓGICOS DA PESSOA NATURAL

As crianças não são tão ingênuas quanto imaginamos. Elas sofrem com sentimentos de impotência, e percebem desde cedo o poder do seu encanto natural para compensar suas fraquezas no mundo dos adultos. Elas aprendem a jogar: se a sua natural inocência pode convencer os pais a ceder aos seus desejos numa ocasião, podem usá-la como estratégia em outra, desferindo o golpe no momento certo para conseguirem o que querem. Se a sua vulnerabilidade e fraqueza são tão atraentes, então podem ser usadas para produzir o efeito desejado.

A criança representa um mundo do qual fomos exilados para sempre. Como a vida adulta é cheia de tédio e concessões, temos de alimentar a ilusão da infância como uma espécie de era dourada, mesmo que na maioria das vezes seja um período de muita confusão e dor. Impossível negar, entretanto, que a infância teve certos privilégios, e quando crianças tínhamos uma atitude agradável com relação à vida. Diante de uma criança particularmente encantadora, nos sentimos melancólicos: nos lembramos do nosso próprio passado dourado, as características que perde-

Eras passadas exercem um enorme e, com frequência, intrigante fascínio sobre a imaginação humana. O homem insatisfeito com as suas circunstâncias presentes – e isto é muito comum acontecer – volta-se para o passado e espera poder provar a verdade do indestrutível sonho dos anos dourados. É possível que ele ainda esteja sob o encantamento da infância, que sua memória não imparcial lhe apresenta como uma época de ininterrupta felicidade.

– SIGMUND FREUD, *THE STANDARD EDITION OF THE COMPLETE PSYCHOLOGICAL WORKS OF SIGMUND FREUD*, VOLUME 23

Um homem pode encontrar uma mulher e ficar chocado com a sua feiura. Em breve, se ela for simples e natural, sua expressão o fará perdoar o erro de seus traços. Ele começa a achá-la encantadora, e pensar que ela poderia ser amada. Uma semana se passa e ele está cheio de esperanças. Mais uma semana, ele cai em desespero, mais outra semana, ele enlouqueceu.

– STENDHAL, *DO AMOR*

mos e gostaríamos de voltar a ter. E, na presença da criança, recuperamos um pouco dessa qualidade áurea.

Sedutores naturais são pessoas que de algum modo evitaram que a experiência da vida adulta lhes tirasse certos traços infantis. Essas pessoas podem ser tão sedutoras quanto uma criança, porque terem preservado essas características parece uma coisa fantástica e maravilhosa. Elas não são literalmente crianças, é claro; elas seriam irritantes e dignas de pena. É mais o espírito que conservaram. Não pense que essa infantilidade é algo sobre o qual elas não têm controle. Sedutores naturais aprendem desde cedo o valor de conservar uma determinada característica e o poder sedutor que ela encerra; eles adaptam e aumentam esses traços infantis que conseguiram preservar, exatamente como a criança aprende a jogar com seu encanto natural. Essa é a chave. Está em seu poder fazer o mesmo, porque existe escondida dentro de todos nós uma criança diabólica lutando para se libertar.

Os tipos a seguir são os principais adultos Naturais. Tenha em mente que os melhores sedutores Naturais são quase sempre uma mistura de algumas dessas características.

Inocente. O adulto Natural não é realmente inocente – é impossível crescer neste mundo e manter uma total inocência. No entanto, os Naturais desejam tanto manter a sua própria visão inocente que conseguem preservar a ilusão de inocência. Eles exageram as suas fraquezas para inspirar a solidariedade adequada. Agem como se ainda vissem o mundo através de olhos inocentes, o que num adulto é duplamente engraçado. Em grande parte, isto é consciente, mas, para funcionar, os adultos naturais devem fazer com que pareça sutil e fácil – se forem apanhados *tentando* fingir inocência, serão vistos como pessoas patéticas. Aprenda a ressaltar fraquezas ou falhas que sejam naturais.

O endiabrado. Crianças endiabradas possuem uma coragem que nós, adultos, já perdemos. Isso porque não veem as possíveis consequências de seus atos – que podem magoar certas pessoas, que elas mesmas podem se machucar fisicamente. Os endiabrados são ousados, alegres e descuidados. Eles contagiam as pessoas com seu humor leve. Essas crianças ainda não tiveram a energia e humor naturais expulsos de dentro delas pela necessidade de serem polidas e civilizadas. No íntimo, nós as invejamos; também queremos fazer travessuras.

Adultos endiabrados são sedutores porque são diferentes de nós. Sopros de ar puro num mundo cauteloso, eles seguem a pleno vapor como se as suas diabruras fossem incontroláveis e, portanto, naturais. Se você faz esse papel, não se preocupe em ofender as pessoas de vez em quando – você é adorável demais e, inevitavelmente, será perdoado.

O prodígio. A criança prodígio tem um talento especial inexplicável: um dom para a música, para a matemática, para o xadrez, para o esporte. Em atividade no campo em que possuem essa habilidade prodigiosa, essas crianças parecem possuídas, e suas ações são executadas sem nenhum esforço. Se são artistas ou músicos, tipos como Mozart, suas obras parecem brotar de um impulso inato, com uma facilidade extraordinária que não requer muito trabalho mental. Se é um talento físico, elas são abençoadas com uma excepcional energia, destreza e espontaneidade. Em ambos os casos, parecem ter um talento acima da sua idade. Isso nos fascina.

Adultos prodígios costumam ser aquelas crianças prodígios que conseguiram, de uma forma notável, conservar a impulsividade e a capacidade de improvisação da juventude. Para representar o prodígio, você precisa ter uma habilidade que pareça fácil e natural, além de saber improvisar. Se de fato a sua habilidade exige uma certa prática, você precisa esconder isto e aprender a fazer com que o seu trabalho pareça fácil. Quanto mais você oculta o suor que existe por trás do que você faz, mais natural e sedutor isso vai parecer.

O amante desprotegido. Com a idade, as pessoas começam a se proteger de experiências dolorosas, fechando-se em si mesmas. O preço disso é que elas ficam rígidas, física e mentalmente. Mas as crianças são por natureza desprotegidas e abertas a experiências, e essa receptibilidade é extremamente atraente. Na presença de crianças, ficamos menos rígidos, contagiados pela franqueza delas. É por isso que queremos ficar perto delas.

Amantes desprotegidos contornaram de certa forma o processo autodefensivo, mantendo o espírito alegre, receptivo da criança. O amante indefeso reduz as inibições do seu alvo, uma parte crítica da sedução. Esteja aberto à influência dos outros, e eles cairão no seu feitiço mais facilmente.

Símbolo:

O Cordeiro. Tão macio
e afetuoso. Com dois dias
ele dá suas cabriolas gracioso;
em uma semana está brincando
de "Siga o Mestre". Sua fraqueza
faz parte do seu encanto. O Cordeiro
é pura inocência, tão inocente que
desejamos possuí-lo, até mesmo devorá-lo.

Coquete

A capacidade de retardar a satisfação é a arte insuperável da sedução – enquanto espera, a vítima se mantém escravizada. As pessoas Coquetes são os grandes mestres deste jogo, orquestrando um movimento de ir e vir entre a esperança e a frustração. Elas atraem com a promessa de recompensa – a esperança de prazer físico, felicidade, fama por associação, poder –, mas tudo isso é ilusório; não obstante, só faz com que seus alvos as procurem cada vez mais. Coquetes parecem plenamente autossuficientes: não precisam de você, parecem dizer, e seu narcisismo tem um ar diabolicamente sedutor. Você pode querer conquistá-las, mas são elas que dão as cartas. A estratégia da Coquete é jamais oferecer a satisfação total. Imite a alternância de calor e frieza da Coquete e você manterá o seduzido nos seus calcanhares.

Mulheres [narcisistas] são extremamente fascinantes para os homens. (...) O encanto de uma criança está em grande parte no seu narcisismo, na sua autossuficiência e inacessibilidade, assim como o encanto de certos animais que parecem não se importar conosco, como os gatos... É como se lhes invejássemos o poder de conservar um estado mental de felicidade – uma posição de libido incontestável que nós mesmos já abandonamos faz muito tempo.

– Sigmund Freud

CHAVES PARA A PERSONAGEM

Segundo o conceito popular, Coquetes são consumados implicantes, especialistas em despertar desejo com uma aparência provocante ou uma atitude atraente. Mas a verdadeira essência dos Coquetes está na sua habilidade para prender as pessoas emocionalmente e conservar as vítimas em suas garras até muito tempo depois das primeiras cócegas de desejo. Esta é a habilidade que os coloca nas fileiras dos sedutores mais eficazes.

Para entender o poder peculiar do Coquete, é preciso primeiro compreender uma propriedade importantíssima do amor e do desejo: quanto mais óbvia for a sua perseguição, maior a probabilidade de você estar afugentando a sua presa. Excesso de atenção pode ser interessante por uns tempos, mas logo começa a ficar enjoativo e finalmente se torna claustrofóbico e assustador. É sinal de fraqueza e carência, uma combinação nada sedutora. Quantas vezes cometemos esse engano, achando que a nossa presença persistente garante alguma coisa. Mas os Coquetes têm uma compreensão inerente desta dinâmica. Mestres do retraimento seletivo, eles sugerem frieza, ausentando-se às vezes para deixar a vítima vacilante, surpresa, intrigada.

O retraimento os torna misteriosos, e eles crescem na nossa imaginação. Um surto de distanciamento compromete ainda mais as emoções; em vez de zangados, ficamos inseguros. Quem sabe eles não gostam realmente de nós, talvez tenham perdido o interesse. Com a nossa vaidade em jogo, sucumbimos ao Coquete só para provar que ainda somos desejáveis. Lembre-se: a essência do Coquete não está na implicância ou na tentação, mas no passo atrás subsequente, no retraimento emocional. Essa é a chave do desejo que escraviza.

As Coquetes sabem como agradar, não amar, por isso os homens as amam tanto.

– Pierre Marivaux

Coquetes não são emocionalmente carentes, são autossuficientes. E isso é surpreendentemente sedutor. A autoestima é decisiva na sedução. A baixa autoestima repele, a segurança e a autossuficiência atraem. Quanto menos você parece precisar dos outros, maior a probabilidade de que eles se sintam atraídos por você. Compreenda como isso é importante em todos os relacionamentos e verá que é mais fácil ocultar a sua carência.

Uma ausência, a recusa a um convite para o jantar, uma aspereza inconsciente, não intencional funcionam melhor do que todos os cosméticos e roupas elegantes do mundo.

– Marcel Proust

O Coquete deve antes de tudo ser capaz de excitar o alvo das suas atenções. A atração pode ser sexual, o fascínio da celebridade, o que for necessário. Ao mesmo tempo, o Coquete envia sinais contrários que estimulam reações contrárias, mergulhando a vítima na confusão.

A mulher, para conservar por mais tempo o seu poder, deve tratar mal o seu amante.

– Ovídio

Há um modo de se representar a própria causa e, ao mesmo tempo, tratar a audiência com tamanha frieza e condescendência que ela inevitavelmente percebe que isso não é para agradá-la. O princípio deve ser sempre o de não fazer concessões a quem não tem nada para dar, mas tudo para ganhar de nós. Devemos esperar que nos implorem de joelhos, ainda que demore muito tempo para isso acontecer.

– SIGMUND FREUD, NUMA CARTA A UM ALUNO, CITADO EM PAUL ROAZEN, *FREUD AND HIS FOLLOWERS*

A coqueteria depende de se criar um padrão para manter a outra pessoa insegura. A estratégia é extremamente eficaz. Tendo experimentado um prazer, queremos repeti-lo; assim o Coquete nos dá prazer, depois o retira.

Os Coquetes não são ciumentos – isso enfraqueceria a sua imagem de fundamental autossuficiência. Mas são mestres em despertar ciúme: prestando atenção a uma terceira pessoa, criando um triângulo de desejo, eles sinalizam às suas vítimas que talvez não estejam interessados. Esta triangulação é extremamente sedutora, em contextos sociais assim como eróticos.

Lembre-se de manter uma distância emocional e física. Isso lhe permitirá rir e chorar no comando, projetar autossuficiência, e com esse distanciamento você poderá tocar nas emoções das pessoas como se fossem teclas de um piano.

Símbolo:

A Sombra. É impossível agarrá-la. Corra atrás da sombra e ela foge; vire as costas e ela segue você. É também o lado oculto das pessoas, o que as faz misteriosas. Depois que elas nos deram prazer, a sombra do retraimento nos faz desejar que voltem, como as nuvens nos fazem desejar o sol.

Encantador

O encanto é a sedução sem sexo. Os Encantadores são consumados manipuladores que mascaram a esperteza criando um clima de prazer e conforto. O método é simples: eles desviam as atenções de si mesmos para focalizá-las no seu alvo. Eles compreendem o seu espírito, sentem a sua dor, adaptam-se ao seu humor. Na presença de um Encantador, você gosta mais de si mesmo. Encantadores jamais discutem ou brigam, queixam-se ou implicam – o que poderia ser mais sedutor? Ao atraí-lo, com sua indulgência eles o fazem dependentes deles, e o poder que exercem aumenta. Aprenda a usar o feitiço da pessoa Encantadora mirando os pontos fracos básicos dos outros: vaidade e autoestima.

A ARTE DO ENCANTO

A sexualidade é extremamente destruidora. As inseguranças e emoções que ela desperta muitas vezes abreviam um relacionamento que poderia ter sido mais profundo e duradouro. A solução do Encantador, ou da Encantadora, é satisfazer os aspectos da sexualidade que são tão fascinantes e viciam tanto: a atenção focalizada, o reforço da autoestima, a corte agradável, a compreensão (real ou ilusória) – mas subtrair o sexo em si. Não é que o Encantador reprima ou desencoraje a sexualidade; oculta sob qualquer tentativa de encantamento, existe uma provocação sexual, uma possibilidade. Encanto não existe sem um toque de tensão sexual. Ele não se sustenta, porém, se o sexo for mantido a distância ou em segundo plano.

Aves são atraídas com apitos que imitam seus cantos, e homens com as frases mais de acordo com suas próprias opiniões.

– Samuel Butler

A palavra "encanto" vem do latim *incantare* e está associada a algo mágico que fascina. O Encantador implicitamente capta esta história, lançando o seu feitiço ao dar às pessoas algo que prende a atenção delas, que as fascina. E o segredo para capturar a atenção das pessoas, enquanto se reduz a sua capacidade de raciocínio, é atingir aquilo sobre o qual elas têm menos controle: o seu ego, a sua vaidade e a

Você sabe o que é o encanto: é ouvir um sim como resposta sem ter perguntado nada.

– ALBERT CAMUS

Acompanhe o ramo, você o dobrará; / Use a força bruta, ele se partirá. Acompanhe a corrente; é assim que se cruza um rio a nado – / Lutar contra a corrente não é bom. Vá com calma com leões e tigres se quer domá-los. O touro se habitua ao arado aos poucos. (...) Portanto, ceda se ela mostrar resistência: / Assim você vencerá no final.

– OVÍDIO, *A ARTE DE AMAR*

sua autoestima. Como disse Benjamin Disraeli: "Fale com um homem sobre ele mesmo e durante horas ele o ouvirá." A estratégia não pode ser óbvia; a sutileza é a grande habilidade do Encantador. Para que o alvo não veja o esforço do Encantador e comece a desconfiar, chegando mesmo a ficar cansado de tanta atenção, um toque ligeiro é essencial.

Faça do seu alvo o centro das atenções. Encantadores ficam em segundo plano; seus alvos são o assunto de seu interesse. Para ser um Encantador, é preciso aprender a ouvir e observar. Deixe que seus alvos falem, revelando-se no processo. Conforme você vai sabendo mais coisas sobre eles – seus pontos fortes e, o que é mais importante, as suas fraquezas –, você pode individualizar a sua atenção, apelando para o que eles desejam e necessitam, fazendo os seus elogios sob medida para as inseguranças deles. Faça com que eles sejam a estrela do espetáculo, e ficarão viciados em você e cada vez mais dependentes.

Seja uma fonte de prazer. Ninguém quer saber dos seus problemas e dificuldades. Ouça as queixas dos seus alvos e, o que é mais importante, distraia-os de seus problemas dando-lhes prazer. (Faça isso com frequência e eles ficarão enfeitiçados.) A pessoa despreocupada e divertida é sempre mais encantadora do que outra que é séria e crítica.

Transforme antagonismo em harmonia. Não fomente antagonismos que possam se provar imunes ao seu encanto; diante de pessoas agressivas, recue, deixe que elas tenham suas pequenas vitórias. Submissão e indulgência seduzem qualquer inimigo em potencial a desistir de brigar. Jamais critique as pessoas abertamente – isso as deixará inseguras e resistentes às mudanças. Plante ideias, insinue sugestões.

Leve suas vítimas à tranquilidade e ao conforto. O encanto é como o truque do hipnotizador com o relógio oscilante: quanto mais relaxado o alvo, mais fácil dobrá-lo à sua vontade. A chave para fazer suas vítimas se sentirem confortáveis é espelhá-las, adaptar-se aos seus humores. As pessoas são narcisistas – sentem-se atraídas por quem mais se parece com elas. Dê a impressão de compartilhar seus valores e gostos, de compreender o seu espírito, e elas ficarão fascinadas.

O discurso que empolga a plateia e é aplaudido muitas vezes é menos sugestivo só porque está evidente que ele se propõe a persuadir. As pessoas, ao conversar, influenciam umas às outras intimamente com o tom de voz e o modo como se olham, e não apenas com o tipo de linguagem que usam. Acertamos ao chamar a pessoa que sabe conversar bem de encantadora, no sentido mágico da palavra.

– GABRIEL TARDE, *L'OPINION ET LA FOULE*, CITADO EM SERGE MOSCOVICI, *THE AGE OF THE CROWD*

Demonstre calma e autocontrole diante da adversidade. Adversidades e contratempos são o ambiente perfeito para o encanto. Aparentar calma e serenidade diante de coisas desagradáveis deixa as pessoas tranquilas. Não choramingue, não se queixe, jamais tente se justificar.

Faça-se útil. Se usada com sutileza, a sua habilidade para melhorar a vida dos outros será diabolicamente sedutora. As suas habilidades sociais vão ser importantes aqui: a criação de uma ampla rede de aliados lhe dará o poder de associar as pessoas umas às outras, o que fará com que elas sintam que, por conhecerem você, a vida ficou mais fácil. Ninguém resiste a isso. Cumprir é a chave. Qualquer um promete, mas o que distingue você, o que o faz ser uma pessoa fascinante é a sua habilidade de ir até o fim, cumprindo a sua promessa com uma ação definitiva.

Símbolo:

O Espelho. Seu espírito ergue um espelho para os outros. Ao verem você, estão se vendo: seus valores, seus gostos, até suas falhas. O eterno caso de amor deles com a própria imagem é confortável e hipnótico: então, alimente-o. Ninguém vê o que acontece por trás do espelho.

Carismático

Carisma é a presença que nos excita. Ela surge de uma qualidade interior – autoconfiança, energia sexual, sentido de propósito, contentamento – que falta à maioria das pessoas. Essa qualidade irradia de dentro para fora, impregnando os gestos dos carismáticos, fazendo com que eles pareçam extraordinários e superiores, e imaginamos que há neles algo mais do que se vê: são deuses, santos, astros. Eles aprendem a realçar o seu carisma com um olhar penetrante, uma oratória inflamada, um ar de mistério. Eles são capazes de seduzir em larga escala. Aprenda a criar a ilusão carismática irradiando intensidade enquanto se mantém distante.

CARISMA E SEDUÇÃO

Carisma é sedução em massa. Os Carismáticos fazem multidões se apaixonarem por eles, depois os arrastam consigo. O processo para despertar esse amor é simples e segue um caminho semelhante ao da sedução individual. Os Carismáticos possuem certas qualidades que são extremamente atraentes e que os fazem se destacar dos outros. Essas podem ser a sua crença em si próprios, a sua coragem, a sua serenidade. Eles mantêm misteriosas as fontes destas qualidades. Não explicam de onde vem a sua confiança ou contentamento, mas isso pode ser sentido por todos; ela irradia, sem dar aparência de um esforço consciente. O rosto do Carismático em geral é animado, cheio de energia, desejo, prontidão – o olhar de um amante, de encanto instantâneo até vagamente sexual. Nós seguimos felizes os Carismáticos porque gostamos de ser liderados, particularmente por pessoas que prometem aventura ou prosperidade. Nós nos perdemos em suas causas, ficamos emocionalmente apegados a eles, nos sentimos mais vivos acreditando neles – nós nos apaixonamos.

O carisma joga com a sexualidade reprimida, cria uma carga erótica. Mas

Deve-se compreender "carisma" como uma qualidade extraordinária de uma pessoa, independentemente de ser esta qualidade verdadeira, alegada ou presumida. "Autoridade carismática", por conseguinte, deve se referir a um domínio sobre os homens, seja predominantemente externo ou predominantemente interno, ao qual o dominado se submete porque tem fé na qualidade extraordinária daquela pessoa específica.

– MAX WEBER, EXTRAÍDO DE *MAX WEBER: ESSAYS IN SOCIOLOGY*, EDITADO POR HANS GERTH E C. WRIGHT MILLS

as origens da palavra não estão na sexualidade, mas na religião, e religião continua profundamente enraizada no carisma moderno.

Esse homem diabólico exerce sobre mim um fascínio que não posso explicar nem para mim mesmo, e em tal grau que, embora não temendo a Deus nem ao Diabo, na sua presença tremo como uma criança, e conseguiria me fazer passar pelo buraco de uma agulha para me lançar na fogueira.

– General Vandamme, sobre Napoleão Bonaparte

Há milhares de anos, as pessoas acreditavam em deuses e espíritos, mas poucas poderiam dizer terem testemunhado um milagre, uma demonstração física de poder divino. Um homem, portanto, que parecesse possuído por espírito divino – falando em línguas, êxtases, a expressão de visões intensas – se destacaria como um escolhido dos deuses. E esse homem, sacerdote ou profeta, adquiria um poder muito grande sobre os outros. A maioria das grandes religiões foi fundada por uma pessoa carismática, que exibia fisicamente os sinais da estima de Deus.

Hoje, de quem quer que tenha presença, que chame atenção ao entrar numa sala, dizem que possui carisma. Mas até esses tipos menos exaltados revelam um traço da qualidade sugerida pelo significado original da palavra. O carisma dessas pessoas é misterioso e inexplicável, jamais óbvio. Elas têm uma segurança incomum. Possuem um dom – muitas vezes uma facilidade com a linguagem – que as faz se destacar na multidão. Elas expressam uma visão.

O carisma deve parecer místico, mas isto não significa que você não possa aprender certos truques que aumentarão o carisma que você já tem, ou lhe darão a aparência externa disso. Estas são as qualidades básicas que ajudam a criar a ilusão de carisma:

Propósito. Se as pessoas acreditam que você tem um plano, que você sabe o que está fazendo, o seguirão instintivamente. A direção não importa: pegue uma causa, um ideal, uma visão e mostre que não vai se desviar da sua meta. As pessoas vão imaginar que a sua confiança vem de algo real.

Mistério. O mistério está na essência do carisma, mas é um tipo particular de mistério – aquele expresso pela contradição. O Carismático pode ser ao mesmo tempo proletário e aristocrático (Mao Tsé-tung), cruel e bondoso (Pedro, o Grande), excitável e friamente desapegado (Charles de Gaulle), íntimo e distante (Sigmund Freud). Visto que as pessoas em geral são previsíveis, o efeito destas contradições é devastadoramente carismático. Elas o tornam difícil de compreender, acrescentam riqueza ao seu caráter, fazem as pessoas falarem de você. Mostre o seu mistério

[As massas] nunca tiveram sede de verdade. Elas querem ilusões e não vivem sem elas. Constantemente elas dão ao irreal a precedência sobre o que é real; são quase tão intensamente influenciadas pela mentira como pelo que é verdade. Têm uma evidente tendência a não distinguir entre as duas.

– SIGMUND FREUD, *THE STANDARD EDITION OF THE COMPLETE PSYCHOLOGICAL WORKS OF SIGMUND FREUD*, VOLUME 18

O autêntico carisma, portanto, significa a habilidade para gerar internamente e expressar externamente extrema excitação, uma habilidade que faz de uma pessoa objeto de profunda atenção e irrefletida imitação por parte dos outros.

– Liah Greenfield

aos poucos e a fama se espalhará. É preciso manter as pessoas a distância, para que elas não descubram quem você é.

Santidade. A maioria de nós está sempre tendo de fazer concessões para sobreviver: os santos não. Eles realizam seus ideais sem se importar com as consequências. O efeito santificado dá carisma.

A santidade vai além da religião: políticos tão disparatados quanto George Washington e Lenin ganharam fama de santos vivendo com simplicidade, apesar do poder que tinham ao combinar seus valores políticos com suas vidas pessoais. Os dois foram virtualmente deificados depois de mortos. A chave é você já ter alguns valores guardados bem lá no fundo; isso é impossível fingir, pelo menos não sem se arriscar a sofrer acusações de charlatanismo, que destruirão o seu carisma a longo prazo. O próximo passo é mostrar, do modo mais simples e sutil possível, que você vive de acordo com o que acredita.

Eloquência. Um carismático confia no poder das palavras. A razão é simples: palavras são o meio mais rápido de criar perturbação emocional. Elas estimulam, elevam, despertam raiva, sem se referirem a nada real.

A eloquência pode ser aprendida. Roosevelt, um tipo calmo, patriótico, conseguia se transformar num falante dinâmico, tanto com o seu estilo de discursar lento e hipnótico quanto com o seu uso brilhante de imagens, aliterações e retórica bíblica. As multidões nos seus comícios comoviam-se às lágrimas. O estilo lento e autoritário, a longo prazo, costuma ser mais eficaz do que a paixão, porque exerce um fascínio mais sutil, menos cansativo.

Teatralidade. Um Carismático é irreal, tem uma presença a mais. Os atores estudam esse tipo de presença há séculos; eles sabem como se apresentar num palco cheio de gente e comandar as atenções. O interessante é que não é o ator que grita mais alto ou gesticula mais quem executa melhor esta mágica, mas aquele que permanece calmo, irradiando autoconfiança. O esforço excessivo estraga o efeito.

Desinibição. As pessoas em geral são reprimidas, e têm pouco acesso ao seu inconsciente – um problema que gera oportunidades para o Carismático, que pode se tornar o tipo de tela em que os outros projetam suas fantasias e desejos secretos. Você precisa primeiro mostrar que é menos inibido do que a sua plateia – que você irradia uma perigosa sexualidade, que não teme a morte, que é deliciosamente espontâneo. Até mesmo uma leve sugestão dessas qualidades fará as pessoas pensarem que você é mais poderoso do que é.

Ardor. Você precisa acreditar em alguma coisa, e acreditar com intensidade suficiente para que isso anime todos os seus gestos e dê brilho ao seu olhar. Um pré-requisito para a fé ardorosa é uma grande causa em torno da qual cerrar fileira – uma cruzada. Seja o ponto de reunião do descontentamento das pessoas, e mostre que você não tem em comum com elas nenhuma das dúvidas que atormentam os humanos normais. As pessoas estão cada vez mais isoladas e desejando experiências em comum. Deixe que a sua fé ardorosa e contagiante em virtualmente tudo lhe dê algo em que acreditar.

Vulnerabilidade. Os Carismáticos exibem uma necessidade de amor e afeto. Estão abertos para a sua plateia, e de fato alimentam-se da energia dela. A plateia por sua vez fica eletrizada com o Carismático, a corrente aumentando conforme ela vai e vem. Visto que o carisma implica sentimentos aparentados com amor, você por sua vez deve revelar o seu amor por seus seguidores. Imagine o seu público como uma única pessoa a quem você está tentando seduzir – nada seduz mais uma pessoa do que se sentir desejada.

Ousadia. Os Carismáticos são pouco convencionais. Eles têm um ar de aventura e risco que atrai os entediados. Seja ousado e corajoso em suas ações – deixe que o vejam assumindo riscos em prol de outras pessoas. Demonstre heroísmo e terá carisma pelo resto de sua vida. Inversamente, o mais leve sinal de covardia ou timidez arruinará qualquer carisma que você tiver.

Magnetismo. Se existe um atributo físico crucial na sedução, este é o olhar. Ele revela excitamento, tensão, desapego, sem que seja necessária uma só palavra. A postura dos Carismáticos pode ser estável e calma, mas seus olhos são magnéticos; eles têm o olhar penetrante que perturba as emoções de seus alvos, exercendo a força sem palavras ou ação. Os olhos do Carismático jamais revelam medo ou nervosismo.

Símbolo: *A Lâmpada. Invisível ao olho, uma corrente fluindo por um arame dentro de um recipiente de vidro gera um calor que se transforma em incandescência. Tudo que vemos é o brilho. Na escuridão prevalecente, a Lâmpada ilumina o caminho.*

Estrela

O dia a dia é duro, e a maioria de nós procura escapar dele com fantasias e sonhos. As Estrelas se alimentam dessa fraqueza; destacando-se dos outros com um estilo distinto e atraente, elas nos fazem querer observá-las. Ao mesmo tempo, são vagas e etéreas, mantendo-se distantes e nos permitindo imaginar mais do que existe. A sua característica sonhadora influencia o nosso inconsciente; não estamos nem conscientes do quanto as imitamos. Aprenda a se tornar um objeto de fascínio projetando a presença cintilante, mas difícil de alcançar, da Estrela.

CHAVES PARA A PERSONAGEM

Sedução é uma forma de persuasão que busca contornar a consciência, excitando, em vez disso, a mente inconsciente. A razão é simples: vivemos tão cercados por estímulos que competem pela nossa atenção, nos bombardeando com mensagens óbvias, e por pessoas que são declaradamente políticas e manipuladoras, que raramente somos fascinados ou enganados por eles. Estamos cada vez mais céticos. Tente persuadir alguém apelando para a sua consciência, dizendo diretamente o que você quer, mostrando todas as suas cartas, e que esperança você tem? Você é só mais um fator de irritação que precisa ser desligado.

Para evitar esse destino, você precisa aprender a arte da insinuação, de atingir o inconsciente. A expressão mais eloquente do inconsciente é o sonho, que está intrincadamente conectado com o mito; ao acordar de um sonho, com frequência somos assombrados com suas imagens e mensagens ambíguas. Os sonhos nos atormentam porque misturam o real com o irreal. Estão cheios de personagens reais e quase sempre tratam de situações reais, mas são deliciosamente irracionais, forçando realidades a extremos de delírio.

O rosto frio, iluminado, que não pedia nada, que simplesmente existia, aguardando – era um rosto vazio, ele pensou; um rosto que podia mudar com qualquer sinal de expressão. Podia-se sonhar nele qualquer coisa. Era como uma bela casa vazia esperando pelos tapetes e quadros. Tinha todas as possibilidades – podia se tornar um palácio ou um bordel. Dependia de quem o enchesse. Como era limitado, em comparação, tudo que já estava completo e rotulado!

– ERICH MARIA REMARQUE, SOBRE MARLENE DIETRICH, *ARCH OF TRIUMPH*

Os gestos, as palavras, a própria existência de homens como Kennedy ou Andy Warhol, por exemplo, evocam tanto o real quanto o irreal: podemos não perceber isto (e como poderíamos, realmente?), mas eles são como figuras oníricas para nós. Eles têm características que os ancoram na realidade – sinceridade, espírito brincalhão, sensualidade –, mas ao mesmo tempo o seu distanciamento, a sua superioridade, a sua quase surreal qualidade os faz parecer como algo saído de um filme.

Esses tipos têm um efeito assombrador, obsessivo sobre as pessoas. Em público ou em particular, eles nos seduzem, fazendo-nos desejar possuí-los tanto física quanto psicologicamente. Mas como podemos possuir uma pessoa de um sonho, ou uma estrela de cinema ou do mundo político, ou mesmo um desses fascinadores da vida real, como um Warhol, que atravessam o nosso caminho? Incapazes de tê-los, ficamos obcecados por eles – eles assombram nossos pensamentos, nossos sonhos, nossas fantasias. Nós os imitamos inconscientemente. Esse é o insidioso poder sedutor de uma Estrela, um poder do qual você pode se apropriar transformando-se num criptograma, um misto do real e do irreal. As pessoas em geral são

[John F.] Kennedy trouxe para os noticiários televisivos e para o fotojornalismo os elementos mais comuns no mundo do cinema: qualidade de estrela e história mítica. Com sua telegenia, habilidade para se autoapresentar, fantasias heroicas e inteligência criativa, Kennedy estava brilhantemente preparado para projetar uma grande persona na tela. Ele se apropriou dos discursos da cultura de massa, especialmente de Hollywood, e os transferiu para os noticiários. Com esta estratégia, ele transformou as notícias em sonhos e filmes de cinema – um reino em que as imagens representavam cenários que combinavam com

incorrigivelmente banais; isto é, reais em excesso. O que você precisa é se tornar etéreo. Suas palavras e ações parecem vir do seu inconsciente – têm uma certa frouxidão. Você se retrai, ocasionalmente revelando um traço que faz as pessoas imaginarem se realmente o conhecem.

A Estrela é uma criação do cinema moderno. O que permitiu ao cinema manufaturar a Estrela foi o close-up, que de repente separa atores de seus contextos, enchendo a sua mente com a imagem deles. Nunca se esqueça disso ao se moldar como uma Estrela. Primeiro, você precisa ter uma presença tão ampla que possa encher a mente do seu alvo da mesma forma como um close-up enche a tela. Você precisa ter um estilo ou presença que o faça se destacar de todo mundo. Seja vago e onírico, mas não distante ou ausente – não é bom que as pessoas não consigam focalizar você ou lembrar como você é. Elas precisam continuar vendo você mentalmente quando você não estiver por perto.

Segundo, cultive um rosto inexpressivo, misterioso, o centro que irradia o estrelismo. Isso permite às pessoas interpretar em você aquilo que elas querem, imaginando que podem ver a sua personalidade, até a sua alma. Em vez de sinalizar humores e emoções, em vez de exagerar na dramatização, a Estrela induz interpretações.

Uma Estrela deve se destacar, e isso pode implicar um certo talento dramático. Às vezes, entretanto, um efeito mais assombroso, onírico, pode ser criado com toques sutis: a maneira de fumar um cigarro, uma inflexão de voz, um modo de caminhar. Quase sempre são pequenas coisas que entram na pele das pessoas, e as fazem imitar você. Embora essas nuances quase não fiquem registradas na mente consciente, subliminarmente elas podem ser tão atraentes como um objeto com um formato surpreendente ou uma cor incomum. Inconscientemente, somos atraídos de uma forma estranha por coisas que não têm outro significado além da sua aparência fascinante.

Estrelas nos fazem desejar saber mais sobre elas. Você precisa aprender a excitar a curiosidade das pessoas permitindo que elas vislumbrem alguma coisa da sua vida particular, as causas pelas quais você luta, a pessoa pela qual está apaixonado (no momento), algo que pareça revelar um elemento da sua personalidade. Deixe que elas fantasiem e imaginem.

os desejos mais profundos dos telespectadores. (...) Jamais tendo estrelado um filme de verdade, mas, em vez disso, transformando o aparato televisivo na sua tela, ele se tornou o maior artista de cinema do século XX.

– JOHN HELLMAN, *THE KENNEDY OBSESSION: THE AMERICAN MYTH OF JFK*

A selvagem adoração de ídolos de madeira e pedra; o homem civilizado, ídolos de carne e sangue.

– George Bernard Shaw

As Estrelas também seduzem fazendo-nos nos identificar com elas, dando-nos uma emoção vicária. A chave é representar um tipo, como Jimmy Stewart representava a quintessência do americano médio, e Cary Grant, o aristocrata elegante. Gente do seu tipo gravitará na sua direção, se identificará com você, dividirá alegrias ou sofrimentos. A atração deve ser inconsciente, transmitida não por suas palavras, mas pela sua pose, sua atitude.

Você é um ator. E os atores mais eficientes têm uma distância interior: eles podem moldar a sua presença física como se a percebessem pelo lado de fora. Essa distância interior nos fascina. Estrelas brincam consigo mesmas, sempre ajustando a própria imagem, adaptando-a aos tempos. Nada é mais ridículo do que uma imagem que esteve em moda há dez anos, mas hoje não está mais. Estrelas devem sempre renovar o seu lustro ou enfrentarão o pior dos destinos: o esquecimento.

Símbolo: *O Ídolo. Uma pedra esculpida com a forma de um deus, talvez cintilante de ouro e pedras preciosas. Os olhos dos adoradores encherão de vida a pedra, imaginando que ela possui poderes reais. Sua formu lhes permite ver o que desejam ver – um deus –, mas é, na verdade, apenas um pedaço de pedra. O deus vive em suas imaginações.*

PARTE DOIS

O processo Sedutor

A maioria de nós compreende que certas ações de nossa parte terão um efeito agradável e sedutor sobre a pessoa que gostaríamos de seduzir. O problema é que, em geral, estamos mais preocupados com as nossas próprias necessidades: pensamos mais no que desejamos dos outros do que naquilo que eles poderiam querer de nós. Uma vez ou outra, podemos fazer algo sedutor, mas quase sempre completamos com uma ação egoísta ou agressiva (temos pressa em conseguir o que queremos), ou, sem perceber o que estamos fazendo, mostrando um aspecto de nós mesmos que é mesquinho e banal, desfazendo qualquer ilusão ou fantasia que a pessoa possa ter de nós. Nossas tentativas de sedução em geral não duram o bastante para criar um efeito muito forte.

Você não vai seduzir ninguém se depender só da sua personalidade envolvente, ou por fazer ocasionalmente algo nobre ou atraente. Sedução é um processo que ocorre ao longo do tempo – quanto mais você se demorar e quanto mais lento for, mais profundamente penetrará na mente da sua vítima.

Os 24 capítulos desta parte o armarão com uma série de táticas para ajudá-lo a sair de si mesmo e entrar na mente da sua vítima, para que você possa tangê-la como a um instrumento.

Os capítulos estão ordenados numa sequência, indo desde o contato inicial com a sua vítima até a conclusão bem-sucedida. Essa ordem baseia-se em certas leis eternas da psicologia humana. Como os pensamentos das pessoas tendem a girar em torno de suas preocupações e inseguranças diárias, você não pode começar uma sedução sem antes ter adormecido lentamente as ansiedades da sua vítima e encher as suas mentes distraídas com pensamentos sobre você. Os capítulos de abertura o ajudarão a fazer isso. É uma tendência natural nos relacionamentos as pessoas se tornarem tão acostumadas umas com as outras que o tédio e a estagnação se instalam. O mistério é a alma da sedução e, para mantê-lo, você precisa constantemente surpreender as suas vítimas, agitar as coisas, até chocá-las. Uma sedução não deve nunca se estabilizar numa rotina confortável. Os capítulos do meio e finais instruirão você na arte de alternar esperança e desespero, prazer e dor, até que suas vítimas enfraqueçam e sucumbam.

A qualquer custo, resista à tentação de correr para o clímax da sua sedução, ou de improvisar. Você não está sendo sedutor, mas egoísta. Tudo no dia a dia é feito às pressas e de improviso, e você precisa oferecer algo diferente. Sem se apressar e respeitando o processo sedutor, você não só vai quebrar a resistência da sua vítima, mas a deixará apaixonada.

1
Escolha a vítima certa

Tudo depende do alvo da sua sedução. Estude bem as suas presas e escolha apenas as que se mostrarem suscetíveis aos seus encantos. As vítimas certas são aquelas para quem você vai preencher um vazio, que veem em você algo exótico. São em geral solitárias ou pelo menos um tanto infelizes (talvez devido a circunstâncias adversas recentes), ou podem facilmente ficar assim – pois é quase impossível seduzir uma pessoa plenamente satisfeita. A vítima perfeita tem uma certa qualidade que inspira em você fortes emoções, fazendo com que suas manobras sedutoras pareçam mais naturais e dinâmicas. A vítima perfeita permite a caçada perfeita.

CHAVES PARA A SEDUÇÃO

Ao longo da vida, nós nos vemos tendo de convencer pessoas – seduzi-las. Algumas estarão relativamente abertas a nossa influência, nem que seja de uma forma sutil, enquanto outras parecem impermeáveis aos nossos encantos. Talvez achemos isso um mistério que foge ao nosso controle, mas essa é uma maneira ineficaz de lidar com a vida. Sedutores, sejam sexuais ou sociais, jogam com as probabilidades. Sempre que possível, dirigem-se a pessoas que traem alguma vulnerabilidade a eles, e evitam aquelas que não podem ser convencidas. Deixar em paz as pessoas inacessíveis a você é um caminho sensato; você não pode seduzir todo mundo. Por outro lado, precisa perseguir ativamente a presa que reage da maneira certa.

Como você reconhece as suas vítimas? Pela maneira como reagem a você. Não dê muita atenção às suas reações conscientes – alguém que esteja tentando agradar ou encantar você de uma forma muito óbvia provavelmente está jogando com a sua vaidade, e quer alguma coisa de você. Em vez disso, preste mais atenção àquelas reações fora do controle consciente – um rubor, um gesto seu involuntariamente

Sempre notei que os homens raramente se apaixonam pela mulher mais bonita. Existem algumas "belezas oficiais" em toda sociedade, que são apontadas em eventos e festas como se fossem monumentos públicos; no entanto, o ardor masculino quase nunca é direcionado a elas. Tal beleza é tão decididamente estética que transforma a mulher em um objeto de arte, e a isola e a distancia... O charme expressivo de uma certa maneira de ser, e não a correção ou perfeição plástica, é, na minha opinião, a qualidade que efetivamente inspira o amor... A ideia de beleza, como uma pedra de um magnífico mármore, acabou com todo o refinamento e a vitalidade da psicologia do amor.

– Ortega y Gasset, *On Love*

espelhado, até quem sabe um lampejo passageiro de raiva ou ressentimento. Tudo isso mostra que você está causando um efeito sobre uma pessoa que está aberta a sua influência.

Você também pode reconhecer os alvos certos pelo efeito que têm sobre você. Talvez eles o deixem pouco à vontade – talvez correspondam a um ideal enraizado na infância, ou representem algum tipo de tabu pessoal que o excita, ou sugerem a pessoa que você imagina que seria caso fosse do sexo oposto. Quando alguém causa um efeito assim tão forte em você, isto transforma todas as suas manobras subsequentes. Seu forte desejo contagiará o alvo e lhe dará a perigosa sensação de ter poder sobre você.

Não corra para os braços ansiosos da primeira pessoa que pareça gostar de você. Isso não é sedução, mas insegurança. A necessidade que atrai você resultará num apego de baixo nível, e o interesse de ambos os lados fraquejará. Observe os tipos nos quais não pensou antes – lá é que você vai encontrar desafio e aventura.

Embora a vítima perfeita para você dependa de você, certos tipos prestam-se a uma sedução mais satisfatória. Assim como é difícil seduzir uma pessoa que é feliz, é difícil seduzir alguém que não tenha imaginação. Pessoas externamente distantes ou tímidas são quase sempre alvos melhores do que as extrovertidas. Elas estão morrendo de vontade de ser atraídas para fora.

Pessoas com muito tempo disponível são extremamente suscetíveis à sedução. Elas têm espaço mental para você preencher. Por outro lado, você deve em geral evitar quem está preocupado com negócios ou trabalho – sedução demanda atenção, e gente ocupada tem pouco espaço na cabeça para você ocupar.

As suas vítimas perfeitas são com frequência pessoas que pensam que você tem algo que elas não têm, e que ficará encantado em lhes proporcionar. Essas vítimas podem ter um temperamento totalmente oposto ao seu, e esta diferença criará uma excitante tensão.

Lembre-se: a vítima perfeita é a pessoa que mexe com você de um jeito que não pode ser explicado em palavras. Seja mais criativo na escolha da sua presa e você será recompensado com uma sedução mais excitante.

É um golpe de sorte encontrar alguém que mereça ser seduzido. (...) A maioria das pessoas sai correndo na frente, fica noiva ou faz outras coisas idiotas e, numa reviravolta da sorte, está tudo acabado, e elas não sabem nem o que ganharam nem o que perderam.

– Sören Kierkegaard

Quem é tão forte que não pode ser seduzido?

– William Shakespeare, *Julius Caesar*

Símbolo:

Grande Caçada. Leões são perigosos – caçá-los é conhecer a emoção do risco. Leopardos são mais espertos e ágeis, oferecendo a excitação de uma caça difícil. Não corra atrás da caça. Conheça a sua presa e escolha com cuidado. Não perca tempo com caça pequena – os coelhos que retrocedem caindo no laço, a visão que entra na armadilha perfumada. Desafio é prazer.

2

Crie uma falsa noção de segurança – Aborde indiretamente

Se você for direto demais logo de início, arrisca-se a provocar uma resistência que não baixará nunca. No princípio não deve haver nada de sedutor nos seus modos. A sedução deve começar de forma oblíqua, indireta, para que o alvo só comece a perceber você aos poucos. Ronde a periferia da vida do seu alvo – aproxime-se por intermédio de uma terceira pessoa, ou pareça cultivar um relacionamento mais ou menos neutro, passando aos poucos de amigo a amante. Arranje um encontro ocasional "por acaso", como se você e o seu alvo fossem destinados a se conhecer – nada é mais sedutor do que a ideia de um destino. Tranquilize o alvo até ele se sentir seguro, e aí ataque.

Muitas mulheres adoram o ilusório, / Odeiam a avidez excessiva. Portanto, banque o difícil, / Impeça o tédio de aumentar, e não deixe que suas súplicas / Soem confiantes demais da posse. Insinue sexo / Camuflado de amizade. Já vi criaturas teimosíssimas / Enganadas com este gambito, a troca de companheiro por garanhão.

– Ovídio, *A arte de amar*

CHAVE PARA A SEDUÇÃO

O seu objetivo como sedutor é poder direcionar as pessoas para onde você quer. Mas o jogo é arriscado; assim que desconfiam de que estão agindo sob a sua influência, elas se ressentem. Não suportamos achar que estamos obedecendo à vontade de uma outra pessoa. Se os seus alvos perceberem isso, mais cedo ou mais tarde vão se virar contra você. Mas e se você conseguir que façam o que você quer sem se darem conta disso? E se pensarem que *eles* é que estão no controle? Esse é o poder da obliquidade; sem ele, nenhum sedutor exerce a sua magia.

O primeiro movimento a ser dominado é simples: assim que tiver escolhido a pessoa certa, é preciso fazer o alvo vir até você. Se, nos estágios iniciais, você fizer seus alvos pensarem que eles é que estão tomando a iniciativa, o jogo está ganho. Não haverá ressentimentos, reações contrárias perversas, paranoias.

Para fazer com que venham até você, é preciso lhes dar espaço. Isso pode ser feito de vários modos. Você pode ficar rondando na periferia de suas existências, deixando que o notem em diferentes lugares, mas nunca se aproximando. Assim você chama a atenção deles e, se quiserem diminuir a distância, terão de chegar mais perto. Você também pode brincar de gato e rato com eles, primeiro mostrando-se interessado, depois recuando – atraindo-os ativamente para que o sigam até a sua teia. Seja o que você fizer, e não importa o tipo de sedução que estiver praticando, você deve evitar a qualquer custo a tendência natural de pressionar os seus alvos. Não cometa o erro de pensar que eles perderão o interesse se você não insistir, ou que apreciarão uma enxurrada de atenções. Excesso de atenção logo de início na verdade só vai sugerir insegurança, e despertar dúvidas quanto aos seus motivos. Pior de tudo, não dará aos seus alvos espaço para a imaginação. Dê um passo atrás, deixe que as ideias que você está provocando lhe venham como se fossem próprias.

Nos estágios iniciais de uma sedução, portanto, você deve descobrir como acalmar qualquer sensação de desconfiança que a outra pessoa possa ter. (Uma sensação de perigo e medo pode acentuar a sedução mais tarde, mas, se você despertar essas emoções logo de início, é bem mais provável ela fugir correndo assustada.) Em geral o melhor jeito de parecer inofensivo e

Na rua, não a faço parar, ou troco com ela uma saudação, mas não chego perto, e sempre me esforço por me manter distante. É provável que nossos repetidos encontros sejam nitidamente notados por ela; é provável que ela perceba que no seu horizonte um novo planeta surgiu, que, no seu curso, se enredou perturbadoramente com o dela, de um tranquilo e curioso modo, mas ela não tem a mínima ideia da lei que rege este movimento. (...) Antes de começar o meu ataque, devo primeiro conhecê-la e a todo o seu estado mental.

– SÖREN KIERKEGAARD, *DIÁRIO DE UM SEDUTOR*

Prefiro ouvir meu cão latindo para um corvo a um homem jurando que me ama.

– Beatriz, em *Muito Barulho por Nada*, William Shakespeare

ganhar espaço para manobras é estabelecer amizade, movendo-se com firmeza ao mesmo tempo que mantém uma distância apropriada para amigos do sexo oposto. Conversas amigáveis com o alvo fornecem informações valiosas sobre o caráter dele, gostos, fraquezas e anseios infantis que governam o comportamento adulto. Além disso, ao passar tempo com o alvo, você pode deixá-lo confortável ao seu lado. Acreditando que você se interessa apenas pelos pensamentos dele, o alvo baixará a resistência em sua companhia, dissipando a tensão habitual entre os sexos.

Agora ele está vulnerável, pois a amizade entre vocês abriu o portão de ouro do corpo: a mente. Nesse ponto, qualquer comentário casual ou qualquer contato físico vai cintilar um pensamento diferente, que o pegará desprevenido: talvez pudesse haver algo mais entre vocês. Uma vez que esse sentimento tenha vindo à tona, ele se perguntará por que você não deu um passo à frente, e ele mesmo tomará a iniciativa, desfrutando da ilusão de estar no controle. Não há nada mais eficaz em sedução do que fazer o seduzido pensar que é o sedutor.

***Símbolo**: A Teia de Aranha. A aranha descobre um canto inofensivo para tecer a sua teia. Quanto mais tempo levar tecendo, mais fabulosa a sua construção, poucos entretanto a percebem – seus fios diáfanos são quase invisíveis. A aranha não precisa caçar nem sair do lugar para comer. Fica quieta no seu canto, esperando que as vítimas se aproximem sozinhas, e fiquem presas na teia.*

3
Envie sinais ambíguos

Quando as pessoas perceberem a sua presença, e estiverem talvez vagamente intrigadas, é preciso atiçar o interesse delas antes que se disperse. O que é óbvio e surpreendente pode atrair a atenção delas de início, mas essa atenção não dura muito; a longo prazo, a ambiguidade é muito mais potente. Nós somos, na maioria, óbvios demais – em vez disso, seja alguém difícil de compreender. Envie sinais ambíguos: ao mesmo tempo duros e gentis, espirituais e materiais, inocentes e dissimulados. A mistura de características sugere profundidade, que fascina mesmo confundindo. Uma aura indefinível, enigmática faz as pessoas desejarem saber mais, atraindo-as para o seu círculo. Crie esse poder insinuando que existe em você algo de contraditório.

CHAVES PARA A SEDUÇÃO

Nada acontece na sedução se você não conseguir atrair e manter a atenção da sua vítima, a sua presença física tornando-se uma presença mental persistente. Na verdade, é bastante fácil criar esse primeiro alvoroço – um estilo fascinante de se vestir, um olhar sugestivo, algo exagerado em você. Mas e depois? Nossas mentes são obstruídas com imagens – não só da mídia, mas da desordem do dia a dia. E muitas destas imagens são bastante surpreendentes. Você se torna mais uma coisa gritando para chamar atenção; a sua atração passará se você não disparar a centelha de um tipo de encanto mais duradouro que faz as pessoas pensarem que existe em você algo mais do que estão vendo. Quando começam a enfeitar a sua imagem com as próprias fantasias, estão fisgadas.

Isso precisa ser feito logo no início, antes que seus alvos saibam demais e as impressões que tenham sobre você estejam definidas. Deve ocorrer no momento em que colocam os olhos em você. Ao enviar sinais ambíguos naquele primeiro encontro, você cria uma pequena surpresa, uma leve tensão: você parece ser uma coisa (inocente, atrevido, intelectual, espirituoso), mas

A ideia de que dois elementos distintos se combinam no sorriso de Mona Lisa surgiu na cabeça de muitos críticos. Por conseguinte, eles encontram na expressão da bela florentina a mais perfeita representação dos contrastes que dominam a vida erótica das mulheres; o contraste entre reserva e sedução, e entre a mais dedicada doçura com a sensualidade que é implacavelmente exigente – consumindo os homens como se fossem seres alienígenas.

– SIGMUND FREUD, *LEONARDO DA VINCI E UMA LEMBRANÇA DE SUA INFÂNCIA*

É um truísmo universal que a atração sexual é realçada por uma dose de ambivalência. O verdadeiro machão costuma ser mais ridículo do que devastador. No Japão, em particular, as palpitações são tradicionalmente causadas por elementos femininos. O papel principal do teatro kabuki romântico é geralmente o de um jovem pálido e esbelto com ares de proteção maternal. A atração de ambivalência parece mais forte que nunca. De acordo com uma recente pesquisa de uma revista feminina, as duas estrelas mais sexys de 1981 eram Tamasaburo, um ator de teatro kabuki especializado em papéis femininos, e Sawada Kenji,

também lhes dá um vislumbre de algo mais (diabólico, tímido, espontâneo, triste). Mantenha as coisas sutis: se a segunda qualidade é forte demais, você vai parecer esquizofrênico. Mas deixe que elas se perguntem como você pode ser espirituoso ou triste por baixo da sua ousada espirituosidade intelectual, e terá a atenção delas. Dê-lhes uma ambiguidade que lhes permita ver o que querem ver, capture a imaginação delas com ligeiros vislumbres voyeurísticos da sua alma secreta.

Para captar e manter a atenção, você precisa mostrar atributos que destoem da sua aparência física, criando profundidade e mistério. Se você tiver um rosto suave e um ar inocente, emita sugestões de que existe algo obscuro, até vagamente cruel no seu caráter. Isso não vem anunciado nas suas palavras, mas nos seus modos. Não se preocupe se essa característica é negativa, como o perigo, a crueldade ou a amoralidade; as pessoas serão atraídas pelo enigma de qualquer forma, e a bondade pura raramente é sedutora. Lembre-se: ninguém é naturalmente misterioso, ao menos não por muito tempo; mistério é algo que deve ser trabalhado, como um estratagema, e deve ser usado na sedução o quanto antes.

Jogar com os papéis de gênero é um tipo intrigante de paradoxo que tem uma longa história na sedução. Os maiores dom juans tinham um toque de beleza e feminilidade, e as cortesãs mais atraentes tinham um traço masculino. A estratégia, entretanto, só funciona bem quando a subqualidade é apenas sugerida; se a mistura for óbvia, ou surpreendente demais, vai parecer bizarra e até ameaçadora.

um cantor pop que gosta de se apresentar semitravestido, mais mulher que homem

– IAN BURUMA, *BEHIND THE MASK*

Uma potente variação sobre este tema é a mistura de calor físico e frieza emocional. Dândis, como Beau Brummel e Andy Warhol, combinam aparência física surpreendente com uma espécie de frieza de modos, um distanciamento de tudo e de todos. Ambos são tentadores e evasivos, e as pessoas passam a vida inteira correndo atrás desses homens, tentando estilhaçar a sua inacessibilidade. (O poder das pessoas que parecem inacessíveis é diabolicamente sedutor; queremos ser aquele que vai derrubá-los.) Elas também se envolvem numa capa de ambiguidades e mistério, falando muito pouco ou apenas de questões superficiais, sugerindo uma profundeza de caráter que você jamais consegue alcançar.

Talvez você seja conhecido por uma qualidade em particular, que vem logo à mente quando as pessoas o veem. É melhor prender a atenção delas sugerindo que, por trás desta reputação, esconde-se alguma outra qualidade. Ninguém teve uma fama mais soturna e pecaminosa do que Lord Byron. O que deixava as mulheres enlouquecidas era que, por trás desse exterior um tanto frio e desdenhoso, elas podiam sentir que ele era na verdade muito romântico, até espiritual. Byron fazia esse jogo com seus ares melancólicos e um ato ocasional de bondade. Hipnotizadas e confusas, as mulheres achavam ser aquela que o levaria de volta à bondade, que faria dele um amante fiel. Quando uma mulher começava a pensar desse jeito, estava completamente fascinada por ele. Não é difícil criar um efeito tão sedutor. Se você é conhecido como uma pessoa eminentemente racional, digamos, sugira algo irracional.

Esses princípios têm aplicações muito além da sedução sexual. Para prender a atenção de um público amplo, para seduzi-lo a pensar em você, é preciso misturar os seus sinais. Exiba em excesso uma só qualidade – mesmo que seja nobre, como conhecimento ou eficiência –, e as pessoas sentirão que falta a você humanidade. Todos nós somos complexos e ambíguos, cheios de impulsos contraditórios; se você mostrar apenas um lado, mesmo que seja um lado bom, vai deixar as pessoas irritadas. Elas vão desconfiar de que você é um hipócrita.

Uma superfície brilhante pode ter um encanto decorativo, mas o que atrai o seu olhar para um quadro é uma profundidade de campo, uma inexprimível ambiguidade, uma complexidade surrealista.

Símbolo:

A Cortina do Teatro. No palco, as dobras pesadas vermelho-escuras da cortina atraem o seu olhar com a sua superfície hipnótica. Mas o que realmente fascina e atrai você é o que você pensa que possa estar acontecendo por trás da cortina – a luz que escapa pelas frestas, a sugestão de um segredo, de algo que está para acontecer. Você sente a emoção de um voyeur prestes a assistir a uma performance.

4

Aparente ser um objeto de desejo – Crie triângulos

É raro as pessoas se sentirem atraídas por alguém que os outros evitam ou desprezam; elas se reúnem em torno de quem já despertou o interesse. Queremos o que os outros querem. Para atrair suas vítimas para mais perto e fazê-las desejar ardentemente possuir você, é preciso criar uma aura de objeto de desejo – de ser querido e cortejado por muitos. Para elas, será uma questão de vaidade ser o objeto preferido das suas atenções, fazê-lo afastar-se de uma multidão de admiradores. Crie a ilusão de popularidade cercando-se de membros do sexo oposto – amigos, ex-amantes, pretendentes atuais. Crie triângulos que estimulem a rivalidade e aumente seu próprio valor. Construa uma reputação que possa precedê-lo: se tantos sucumbiram aos seus encantos, deve haver um motivo.

CHAVES PARA A SEDUÇÃO

Somos criaturas sociais, imensamente influenciadas pelos gostos e desejos dos outros. Imagine uma grande reunião social. Você vê um homem sozinho, com quem ninguém fala e que vai de um lado para o outro sem companhia; não existe nele uma espécie de isolamento já esperado? Por que está sozinho, por que o evitam? Deve haver uma razão. Enquanto alguém não sentir pena desse homem e começar a conversar com ele, vai parecer que ele é indesejado e indesejável. Mas ali, num outro canto da sala, está uma mulher cercada de gente. As pessoas acham graça no que ela diz e, ao rirem, outras mais se juntam ao grupo, atraídas por essa alegria. Quando ela muda de lugar, as pessoas vão atrás. O rosto dela brilha de atenção. Tem de haver um motivo.

Em ambos os casos, é claro, não precisa na verdade haver motivo algum. O homem negligenciado pode ter qualidades bastante encantadoras, supondo que um dia você converse com ele, mas provavelmente você não fará isso. A desejabilidade é uma ilusão social. Sua origem está menos no que você diz ou faz, ou em qualquer tipo de ostentação ou autopropaganda, do que na

Na maioria das vezes, preferimos uma coisa a outra porque ela é o que nossos amigos já preferem, ou porque esse objeto tem nítido significado social. Adultos, quando têm fome, são exatamente como crianças ao buscarem o alimento que os outros estão comendo. Nos seus casos de amor, eles buscam o homem ou a mulher a quem os outros acham atraente e abandonam os que não são procurados. Quando dizemos que um homem ou uma mulher são desejáveis, o que estamos falando na verdade é que outras pessoas os desejam. Não é que tenham alguma qualidade especial, mas sim que estão de acordo com um modelo atualmente em moda.

– Serge Moscovici, *The Age of the Crowd: A Historical Treatise on Mass Psychology*

sensação de que outras pessoas desejam você. Para transformar o interesse do seu alvo em algo mais profundo, em desejo, você deve fazer com que o vejam como alguém que os outros tratam com carinho e cobiçam. Faça as pessoas competirem por sua atenção, faça com que elas vejam você como alguém que todos querem. A aura da desejabilidade envolverá você.

Em seu benefício, será de grande proveito distrair a dama que deseja conquistar com um relato do número de mulheres apaixonadas por você, e das propostas decididas que elas lhe fizeram; pois isso não só prova que você é um grande favorito entre as damas, e um homem honrado, mas a convencerá de que poderá ter a honra de ser acrescentada à mesma lista, e de ser igualmente elogiada na presença de outras mulheres amigas

Seus admiradores podem ser amigos ou até pretendentes. Chame isso de efeito harém. Paulina Bonaparte, irmã de Napoleão, valorizava-se aos olhos masculinos por estar sempre cercada por homens em atitude de adoração nos bailes e festas. Se saía para passear a pé, jamais ia com um homem apenas, eram sempre dois ou três. Talvez esses homens fossem apenas amigos, ou mesmo só figurantes e gente que estava sempre por ali; a visão deles era o bastante para sugerir que ela era apreciada e desejada, uma mulher pela qual valia a pena brigar. Andy Warhol também se cercava das pessoas mais glamourosas e interessantes que pudesse encontrar. Fazer parte do seu círculo íntimo significava que você também era desejável. Colocando-se no meio, porém mantendo-se distante de tudo, ele fazia todos competirem por sua atenção. Ele despertava o desejo nas pessoas de possuí-lo retraindo-se.

Práticas como essa não estimulam apenas desejos competitivos, elas têm como objetivo atingir o ponto fraco essencial das pessoas: a vaidade e a autoestima. Conseguimos suportar que uma outra pessoa tenha mais talento, ou mais dinheiro, mas sentir que um rival é mais desejável do que nós, isso é insuportável. No início do século XVIII, o duque de Richelieu, um grande libertino, conseguiu seduzir uma jovem mulher que era muito religiosa, mas cujo marido, um bobalhão, estava sempre viajando. Ele então começou seduzindo a vizinha do andar de cima, uma jovem viúva. Quando as duas mulheres descobriram que ele passava de uma para a outra numa mesma noite, elas o enfrentaram. Um homem mais simples teria fugido, mas não o duque; ele conhecia a dinâmica da vaidade e do desejo. Nenhuma das mulheres queria se sentir preterida por causa da outra. E assim ele deu um jeito de arrumar um pequeno *ménage à trois*, sabendo que elas agora disputariam para ver quem seria a favorita. Quando a vaidade das pessoas está em jogo, você consegue delas o que quiser. Segundo Stendhal, se estiver interessado numa

suas. Isso a deixará extremamente encantada, e você não precisa se surpreender se ela testemunhar a sua admiração pelo seu caráter dependurando-se no seu pescoço ali mesmo.

– Lola Montez, *The Arts and Secrets of Beauty, With Hints to Gentlemen on the Art of Fascinating*

É irritante que nosso novo conhecido goste do menino. Mas as melhores coisas na vida não são gratuitas para todos? O sol brilha para todos. A lua, acompanhada por inúmeras estrelas, leva até os animais para o pasto. O que se pode imaginar mais gracioso do que a água? Mas ela flui para o mundo inteiro. É o amor apenas, então, algo furtivo e não uma coisa da qual se envaidecer? Exatamente, é isso – não quero nenhuma das boas coisas da vida se as pessoas não as invejarem.

– PETRÔNIO, *SATIRICON*

mulher, dê atenção à irmã dela. Isso despertará um desejo triangular.

A sua reputação – o seu ilustre passado como sedutor – é um meio eficaz de criar uma aura de desejabilidade. As mulheres se jogavam aos pés de Errol Flynn, não por causa do seu rosto bonito, e certamente não por suas habilidades como ator, mas por causa da sua fama. Elas sabiam que outras mulheres o achavam irresistível. Firmada a sua reputação, ele não precisou mais correr atrás das mulheres, elas vinham até ele. O homem que acha que a sua fama de libertino despertará nas mulheres o medo ou a desconfiança, e que ela não deve ser divulgada, está muito enganado. Pelo contrário, com isso ele se torna mais atraente. A virtuosa duquesa de Montpensier, a *Grande Mademoiselle* da França do século XVII, começou curtindo uma amizade com o libertino Lauzun, mas um pensamento a deixou perturbada: se um homem com o passado de Lauzun não a via como uma possível amante, havia alguma coisa errada com ela. Essa ansiedade acabou jogando-a nos braços dele. Participar do clube de conquistas de um grande sedutor pode ser uma questão de vaidade e orgulho. Ficamos felizes por estar em tal companhia, de ter nosso nome divulgado como amante desse homem ou dessa mulher. A sua própria reputação talvez não seja tão fascinante, mas você deve encontrar um jeito de sugerir a sua vítima que outras pessoas, muitas pessoas, o acharam desejável. É confortante. Não há nada como um restaurante cheio de mesas vazias para convencer você a não entrar.

Uma variação da estratégia do triângulo é o uso de contrastes: a cuidadosa exploração de pessoas que são monótonas ou pouco atraentes pode, por comparação, aumentar a sua desejabilidade. Numa ocasião social, por exemplo, faça com que o seu alvo seja obrigado a conversar com a pessoa mais entediante disponível. Apareça para salvá-lo, e ele vai adorar ver você. Para usar os contrastes, desenvolva e exiba aqueles atributos atraentes (humor, vivacidade e outros) que são escassos no seu próprio grupo social, ou escolha um grupo em que as suas qualidades naturais sejam raras e brilhem.

O uso de contrastes tem amplas ramificações políticas, pois uma figura política deve também seduzir e parecer desejável. Aprenda a ressaltar as qualidades que faltam aos seus rivais. Na corrida presidencial americana de 1980, a indecisão de Jimmy Carter fez a simplicidade de propósitos de Ronald Reagan parecer desejável. Contrastes são eminentemente sedutores porque não dependem das palavras que você usa ou da propaganda que faz de si mesmo. O público os lê de uma forma inconsciente e enxerga o que quer ver.

Finalmente, parecer que é desejado pelos outros aumenta o seu valor, mas o modo como você se porta também influencia. Não deixe que seus alvos o vejam com muita frequência; mantenha distância, pareça inatingível, fora do alcance deles. Um objeto raro e difícil de obter em geral é mais valioso.

Símbolo:

O Troféu. O que faz você querer conquistar o troféu e considerá-lo como algo que vale a pena possuir é a visão dos outros competidores. Alguns, movidos por um espírito de bondade, podem querer recompensar a todos pela tentativa, mas o Troféu assim perde o valor. Ele deve representar não apenas a sua vitória, mas a derrota de todos os outros.

5
Crie uma necessidade – Desperte ansiedade e descontentamento

Alguém plenamente satisfeito não pode ser seduzido. É preciso instilar na mente de seus alvos a tensão e a desarmonia. Desperte neles o descontentamento, a sensação de estarem infelizes com a vida e consigo mesmos: em suas vidas falta aventura, eles se extraviaram dos ideais de sua juventude, ficaram enfadonhos. Os sentimentos de inadequação que você vai criar lhe darão espaço para se insinuar, para fazê-los ver em você a resposta para os problemas deles. A dor e a ansiedade são os precursores adequados para o prazer. Aprenda a criar a necessidade que você será capaz de satisfazer.

CHAVES PARA A SEDUÇÃO

No convívio social, todos usam máscara; fingimos ser mais seguros de nós mesmos do que realmente somos. Não queremos que as outras pessoas tenham nem a mais vaga ideia do eu indeciso que habita dentro de nós. Na verdade, nossos egos e personalidades são muito mais frágeis do que aparentam ser; eles encobrem sentimentos de confusão e vazio. Como um sedutor, você não deve confundir aparência com realidade. As pessoas são sempre suscetíveis de serem seduzidas porque, de fato, falta a todas uma sensação de completude, todas sentem lá no íntimo que algo está faltando. Traga à tona essas dúvidas e ansiedades, e as pessoas podem ser conduzidas e atraídas para seguir você.

Ninguém o verá como alguém para seguir ou se apaixonar se não refletir primeiro, de alguma forma, sobre si mesmo e aquilo que está perdendo. Antes de prosseguir com a sedução, você deve colocar diante deles um espelho no qual possam vislumbrar esse vazio interior. Conscientes de que falta alguma coisa, eles agora podem focalizar você como a pessoa que vai preencher essa lacuna. Lembre-se: na maioria, somos pessoas preguiçosas. Aliviar sozi-

Somos todos como as partes de moedas que crianças quebram ao meio como lembrança – fazendo de uma duas, como linguados – e cada um de nós está sempre buscando a sua metade correspondente. (...) E assim toda essa agitação é uma relíquia daquele estado original nosso quando éramos inteiros, e agora, quando estamos desejando e perseguindo essa totalidade primordial, dizemos que estamos apaixonados.

– Discurso de Aristófanes em *O banquete*, de Platão, citado em James Mandrell, *Don Juan and the Point of Honor*

nhos os nossos próprios sentimentos de tédio e inadequação exige um esforço enorme; deixar para os outros esse trabalho é, ao mesmo tempo, mais fácil e mais excitante. O desejo de ter alguém preenchendo o nosso vazio é a fraqueza de que se aproveitam os sedutores. Deixe as pessoas ansiosas quanto ao futuro, deixe-as deprimidas, questione-as sobre suas identidades, faça com que sintam o tédio que devora suas vidas. O terreno está preparado. As sementes da sedução podem ser semeadas.

Sua tarefa como sedutor é criar uma ferida na sua vítima, mirar naquele ponto macio, a fissura em sua autoestima. Se ela estiver presa a uma rotina, faça-a perceber isso com mais intensidade, trazendo "ingenuamente" o assunto à baila e falando sobre ele. O que você precisa é de uma ferida, uma insegurança que possa ampliar um pouco, uma ansiedade que possa ser aliviada pelo envolvimento com uma outra pessoa, isto é, você. Ela deve sentir a ferida antes de se apaixonar.

No seu papel de sedutor, tente se posicionar como alguém que vem de fora, como uma espécie de estrangeiro. Você representa mudança, diferença, uma quebra na rotina. Faça suas vítimas sentirem que, em comparação,

Ninguém se apaixona se estiver, nem que seja parcialmente, satisfeito com o que tem ou com aquilo que é. A experiência de se apaixonar tem origem numa extrema depressão, uma incapacidade de encontrar algo que tenha valor no dia a dia. O "sintoma" da predisposição para se apaixonar não é o desejo consciente disso, o intenso desejo de enriquecer nossas vidas, é a profunda sensação de não valer nada e não ter nada de valioso, e de vergonha por não ter. (...) Por essa razão, o apaixonar-se ocorre com mais frequência entre pessoas jovens, por serem profundamente inseguras, sem certeza do seu valor e muitas vezes envergonhadas de si mesmas. A mesma coisa se aplica a pessoas de outras idades que sofrem alguma perda em suas vidas – quando a sua juventude acaba ou quando começam a envelhecer.

– Francesco Alberoni, *Enamoramento e amor*

O desejo e o amor têm como objeto coisas ou qualidades que um homem não possui naquele momento, mas das quais sente falta.

– Sócrates

suas vidas são aborrecidas e seus amigos, menos interessantes do que pensam. Lembre-se: as pessoas preferem achar que, se levam uma vida sem graça, não são elas as responsáveis por isso, mas as circunstâncias, as pessoas enfadonhas que elas conhecem, a cidade onde nasceram. Depois de fazê-las sentir o fascínio do exótico, a sedução é fácil.

Outra área diabolicamente sedutora para se mirar é o passado da vítima. Envelhecer é renunciar aos ideais da juventude ou comprometê-los, tornar-se menos espontâneo, menos vivo de certo modo. Esse conhecimento jaz latente dentro de todos nós. Como um sedutor, você deve trazê-lo para a superfície, deixar claro como as pessoas se afastaram de seus objetivos e ideais do passado. Você, por sua vez, apresenta-se como um representante desse ideal, como se estivesse lhes oferecendo a chance de recuperar a juventude perdida através da aventura – através da sedução. A velhice é constantemente seduzida pela juventude, mas primeiro os jovens precisam deixar claro o que está faltando para os mais velhos, como foi que eles perderam seus ideais. Só então eles sentirão que a presença do jovem lhes permitirá recapturar aquela centelha, o espírito rebelde que os anos e a sociedade conspiraram para reprimir.

Esse conceito tem infinitas aplicações. Corporações e políticos sabem que não podem seduzir o seu público a aceitar o que querem que aceite, ou fazer o que querem que faça, a não ser que despertem primeiro uma noção de necessidade e insatisfação. Deixe as massas inseguras quanto a sua própria identidade e você poderá ajudar a defini-la. A tática vale para grupos e nações, assim como para indivíduos: é impossível seduzi-los sem antes serem levados a sentir alguma falta.

Parte da estratégia na eleição de John F. Kennedy, em 1960, foi deixar os americanos infelizes com a década de 1950 e com a distância que o seu país estava de seus ideais. Ao falar dessa década, ele não mencionava a estabilidade econômica da nação ou a sua emergência como uma superpotência. Pelo contrário, ele sugeria que o período tinha a marca da conformidade, da carência de riscos e aventuras, da perda dos valores americanos desbravadores de fronteiras. Votar em Kennedy era embarcar numa aventura coletiva, voltar aos ideais que os americanos haviam deixado para trás. Mas, antes de aderirem a sua cruzada, foi preciso fazê-los tomar consciência de tudo que

O ritmo normal da vida oscila em geral entre uma leve satisfação consigo mesmo e um ligeiro desconforto, que se origina do conhecimento das próprias deficiências pessoais. Gostaríamos de ser tão bonitos, jovens, fortes ou espertos como outras pessoas das nossas relações. Desejamos poder realizar tantas coisas como elas, queremos muito ter semelhantes vantagens, posições, igual ou maior sucesso. Estar contente consigo mesmo é a exceção e, com muita frequência, uma cortina de fumaça que produzimos para nós mesmos e, é claro, para os outros. Em algum ponto nela existe um persistente sentimento de

haviam perdido, do que lhes estava faltando. Um grupo, como um indivíduo, pode ficar preso na rotina, perdendo de vista os seus objetivos originais. O excesso de prosperidade exaure as suas forças. Você pode seduzir uma nação inteira mirando na insegurança coletiva, naquela noção latente de que nem tudo é como parece. Despertar a insatisfação com o presente e fazer com que um povo se lembre de um passado glorioso podem balançar a sua noção de identidade. Então, você será aquela pessoa que irá redefini-la – uma excelente sedução.

desconforto com nós mesmos e um leve não gostar de si próprio. Eu asseguro que um acréscimo nesse estado de espírito de descontentamento deixa a pessoa especialmente suscetível a "apaixonar-se". (...) Na maioria dos casos, essa atitude de intranquilidade é inconsciente, mas há ocasiões em que ela chega aos limites da consciência na forma de uma leve inquietação, ou uma estagnante insatisfação, ou um sentir-se incomodado sem saber por quê.

– Theodor Reik, *Of Love and Lust*

Símbolo: *A Seta de Cupido. O que desperta desejo na pessoa seduzida não é um toque suave ou uma sensação agradável, é uma ferida. A seta provoca um sofrimento, uma dor, uma necessidade de alívio. Antes do desejo, é preciso que haja a dor. Mire a flecha no ponto fraco da vítima, criando uma ferida que você pode abrir e voltar a abrir novamente.*

6
Domine a arte da insinuação

Fazer seus alvos se sentirem insatisfeitos e carentes da sua atenção é essencial, mas, se você for óbvio demais, eles vão perceber e ficar na defensiva. Não se conhecem defesas, entretanto, para as insinuações – a arte de plantar ideias na mente dos outros deixando cair sugestões vagas que, mais tarde, criam raízes e os faz achar, até, que a ideia é deles. A insinuação é o meio supremo de influenciar pessoas. Crie uma sublinguagem – frases ousadas seguidas de retração e um pedido de desculpas, comentários ambíguos, conversas banais combinadas com olhares tentadores – que penetre no inconsciente do alvo para transmitir o que você realmente quer dizer. Torne tudo sugestivo.

O que diferencia a sugestão de outros tipos de influência psíquica, tais como uma ordem, uma informação ou instrução, é que, no caso da sugestão, desperta-se na mente da outra pessoa uma ideia que não é examinada quanto a sua origem, mas aceita como se tivesse surgido espontaneamente naquele cérebro.

– SIGMUND FREUD

CHAVES PARA A SEDUÇÃO

Você não pode passar pela vida sem, de uma forma ou de outra, tentar convencer as pessoas de alguma coisa. Tome o caminho direto, diga exatamente o que você quer, e sua honestidade talvez o faça se sentir bem, mas é provável que não chegue a lugar algum. As pessoas têm os seus próprios conjuntos de ideias, que o hábito petrifica; suas palavras, entrando nas mentes alheias, concorrem com milhares de noções preconcebidas que já estão lá, e não conseguem nada. Além do mais, as pessoas se ressentem com suas tentativas de convencê-las, como se fossem incapazes de decidir por si mesmas – como se você soubesse o que é melhor. Pense, em vez disso, no poder da insinuação e da sugestão. Requer um pouco de paciência e arte, mas os resultados fazem a grande diferença.

A insinuação funciona de um modo muito simples: disfarçada numa observação ou encontro banal, lança-se uma sugestão. É sobre alguma questão emocional – um prazer ainda não alcançado, uma falta de estímulo na vida de uma pessoa. A sugestão fica registrada lá no fundo da mente do alvo, uma estocada sutil nas suas inseguranças; sua fonte é rapidamente esquecida.

É sutil demais para ser lembrada na época, e depois, quando cria raízes e se desenvolve, parece saída naturalmente da própria cabeça da vítima, como se estivesse ali o tempo todo. A insinuação permite que você despiste a resistência natural das pessoas, porque elas parecem estar ouvindo apenas o que se originou delas mesmas. É uma linguagem própria, que tem comunicação direta com o inconsciente. Nenhum sedutor, nenhum persuasor pode esperar ter êxito sem dominar a linguagem e a arte da insinuação.

Olhares são a artilharia pesada do flerte: tudo pode ser transmitido num olhar, mas esse olhar sempre pode ser negado, por não poder ser citado palavra por palavra.

– STENDHAL, CITADO EM RICHARD DAVENPORT-HINES, COORD., *VICE: AN ANTHOLOGY*

Para semear uma ideia sedutora, você precisa cativar a imaginação das pessoas, suas fantasias, seus anseios mais profundos. O que faz girar as rodas é sugerir coisas que as pessoas querem ouvir – a possibilidade de prazer, riqueza, saúde, aventura. No final, essas coisas boas serão exatamente aquilo que você parece estar lhes oferecendo. Elas virão até você como se por vontade própria, sem perceberem que foi você quem colocou essas ideias na sua cabeça.

Deslizes da língua, comentários aparentemente distraídos, do tipo para "ir dormir pensando neles", referências fascinantes, declarações pelas quais você rapidamente se desculpa – tudo isso tem um imenso poder de insinuação.

São coisas que penetram na pele das pessoas como veneno e assumem vida própria. A chave para o sucesso das suas insinuações é fazê-las quando seus alvos estiverem nos seus momentos mais relaxados ou distraídos, para não perceberem o que está acontecendo. Uma conversa descontraída e polida é quase sempre a fachada perfeita para isso: as pessoas estão pensando no que dirão em seguida, ou estão absortas em seus próprios pensamentos. Suas insinuações não ficarão muito bem registradas, e é isso que você quer.

Na sedução, como aconselhou a cortesã francesa Ninon de l'Enclos, é melhor não falar sobre o seu amor por uma pessoa. Deixe que o seu alvo entenda isso pelo modo como você se comporta. O seu silêncio sobre o assunto terá um poder mais insinuante do que se você tivesse falado sobre isso diretamente.

Não são só as palavras que insinuam; preste atenção aos gestos e olhares. Pequenos contatos físicos insinuam desejo assim como um tom de voz especial, ambos usados em momentos breves. O rosto tem a sua linguagem própria. Estamos acostumados a tentar ler o rosto das pessoas, muitas vezes um indicador melhor de seus sentimentos do que as palavras que pronunciam, que são tão fáceis de controlar. Como as pessoas estão sempre lendo a sua expressão facial, use-a para insinuar os sinais que preferir – um olhar fugaz, mas memorável, por exemplo.

Finalmente, a insinuação funciona tão bem não só porque contorna a resistência natural das pessoas. Ela é também a linguagem do prazer. No mundo há muito poucos mistérios; gente demais fala exatamente o que sente ou quer. Nós ansiamos por alguma coisa que seja enigmática, que alimente nossas fantasias. Por causa da falta de sugestão e ambiguidade no dia a dia, a pessoa que as utiliza de repente parece possuir algo fascinante e cheio de promessas. É uma espécie de jogo excitante – o que essa pessoa está querendo? O que está dizendo? Alusões, sugestões e insinuações criam uma atmosfera sedutora, sinalizando que a sua vítima não está mais envolvida nas rotinas da vida diária, mas entrou em um outro reino.

Símbolo:

A Semente. O solo
está cuidadosamente preparado.
As sementes são plantadas com
meses de antecedência. Uma vez no
chão, ninguém sabe que mão as jogou
ali. Fazem parte da terra. Disfarce suas
manipulações plantando sementes
que por si só lançarão raízes.

7
Entre no espírito deles

As pessoas, em geral, se trancam em seus próprios mundos, o que as torna teimosas e difíceis de convencer. Para fazê-las sair da concha e iniciar a sua sedução, você precisa entrar no espírito delas. Jogue de acordo com as suas regras, aprecie o que elas apreciam, adapte-se aos seus humores. Com isso você afaga um narcisismo profundamente arraigado e derruba as defesas que as protegem. Hipnotizadas pela imagem espelhada que você apresenta, elas se abrirão, tornando-se vulneráveis a sua sutil influência. Não demora muito e você pode inverter a dinâmica: depois de penetrar no espírito delas, você pode fazê-las entrar no seu, quando já for tarde demais para retroceder. Seja tolerante com os humores e caprichos de seus alvos, não lhes dando motivos para reagir ou resistir.

Quer conservar a sua amante? Convença-a de que ela o deixou maravilhado com sua beleza. Se é púrpura que ela está vestindo, elogie a cor púrpura; Se estiver vestida de seda, diga que a seda / É a que melhor lhe cai. (...) Admire / Sua voz maviosa, seus gestos enquanto ela dança, / Grite: "Mais uma vez!", quando ela parar. Você pode até elogiar / Seu desempenho na cama, seu talento no amor – / Manifeste em voz alta o que o deixou excitado. Embora ela se mostre mais feroz do que uma Medusa, / Aos olhos do seu amante ela será sempre boa / E gentil. Porém cuidado para não se trair nos elogios, não deixe a sua expressão arruinar a mensagem.

CHAVES PARA A SEDUÇÃO

Uma das grandes fontes de frustração em nossas vidas é a teimosia dos outros. Como é difícil chegar perto deles, fazer com que vejam as coisas do nosso jeito. Quase sempre temos a impressão de que, quando parecem estar nos escutando, e aparentemente concordando conosco, é tudo superficial – mal nos afastamos, retornam às suas próprias ideias. Passamos a vida batendo de frente com as pessoas, como se fossem muralhas de pedra. Mas, em vez de ficar reclamando que ninguém compreende você ou lhe dá atenção, por que não tentar algo diferente? Em vez de ver as pessoas como despeitadas ou indiferentes, em vez de tentar imaginar por que elas agem assim, olhe-as com os olhos de um sedutor. O modo de fazer as pessoas saírem de seus estados naturais de intratabilidade e obsessão consigo mesmas é entrando no espírito delas.

Todos nós somos narcisistas. Na infância, o nosso narcisismo era físico: estávamos interessados na nossa própria imagem, no nosso próprio corpo, como se ele fosse um ser distinto. Mais velhos, o nosso narcisismo se torna mais psicológico: ficamos absortos em nossos próprios gostos, opiniões, experiências.

Forma-se uma casca à nossa volta. Paradoxalmente, o modo de atrair as pessoas para fora dessa casca dura é ficar mais parecido com elas, na verdade uma espécie de imagem refletida. Não é preciso passar dias estudando o que se passa na cabeça dos outros; basta se conformar com seus estados de espírito, adotar seus gostos, cooperar com tudo que colocarem no seu caminho. Agindo assim, você baixa a defensividade natural deles. A noção de autoestima dessas pessoas não se sente ameaçada por você ser um estranho ou ter hábitos diferentes. As pessoas realmente se amam, mas o que mais gostam é de ver suas próprias ideias e gostos refletidos no outro. Isso as valida. A habitual insegurança delas desaparece. Hipnotizadas por sua imagem no espelho, elas relaxam. Agora você pode aos poucos ir puxando-as para fora.

A diferença entre os sexos é o que torna possível o amor e a sedução, mas também conta com um componente de medo e desconfiança. A mulher pode temer a agressão e a violência masculinas; o homem, muitas vezes, é incapaz de entrar no espírito da uma mulher e, assim, permanece estranho e ameaçador. Os maiores sedutores da história cresceram cercados de mulheres e tinham

O artifício é mais eficaz / Quando dissimulado. / A descoberta irá desacreditá-lo para sempre.

– OVÍDIO, *A ARTE DE AMAR*

As mulheres só se sentem à vontade com quem se arrisca com elas e entra em seu espírito.

– NINON DE L'ENCLOS

eles mesmos um quê de feminilidade. O filósofo Sören Kierkegaard, no seu romance *Diário de um sedutor*, recomenda passar mais tempo com o sexo oposto, conhecendo o "inimigo" e suas fraquezas, para que você possa se beneficiar com esse conhecimento.

Entre todas as táticas de sedução, entrar no espírito de alguém talvez seja a mais diabólica, uma vez que dá às vítimas a sensação de estarem seduzindo você. O fato de você induzi-los, imitá-los e entrar em seus espíritos sugere que você está sob o encanto deles. Você não é um sedutor perigoso a ponto de ser temido, mas alguém dócil e inofensivo. A atenção que você dá a eles é inebriante – já que você os espelha, tudo o que eles veem e escutam reflete seus próprios egos e gostos. Que estímulo para a vaidade! Tudo isso estabelece a sedução e a série de manobras que vai direcionar a dinâmica. Uma vez que as defesas estão baixas, eles estarão abertos para a sua sutil influência. Logo você vai começar a conduzir a dança e, sem sequer perceber a mudança, eles irão se pegar entrando no *seu* espírito.

"Este desejo de um duplo de outro sexo que se assemelhe a nós totalmente, sem deixar de ser outro, de uma criatura mágica que é nós mesmos com a vantagem, além de tudo que possamos imaginar, de ter uma existência autônoma (...) Encontramos traços deste desejo até nas circunstâncias mais banais do amor (...) As grandes e implacáveis paixões amorosas estão todas associadas ao fato de um ser humano imaginar que vê o seu eu mais secreto espiando-o por trás da cortina do olhar do outro."

– ROBERT MUSIL, CITADO EM DENIS DE ROUGEMONT, *LOVE DECLARED*, TRADUZIDO POR RICHARD HOWARD

Símbolo: *O Espelho do Caçador. A cotovia é um pássaro apetitoso, mas difícil de pegar. No campo, o caçador coloca um espelho num suporte. A cotovia pousa diante do espelho, dá um passo para a frente, outro para trás, fascinada com a própria imagem em movimento e com a dança de acasalamento imitativa que vê representada diante dos seus olhos.*

8
Crie tentação

Deixe o seu alvo fascinado criando a tentação adequada: um vislumbre de prazeres futuros. Como a serpente que tentou Eva com a promessa do conhecimento proibido, você deve despertar nos seus alvos um desejo incontrolável. Descubra aquele ponto fraco, aquela fantasia que ainda está por realizar, e faça com que pensem que você é capaz de levá-los até lá. A chave é manter tudo vago. Pode ser riqueza, aventuras, prazeres proibidos e pecaminosos. Balance o prêmio na frente dos seus olhos, adiando a satisfação, e deixe que a imaginação deles faça o resto. O futuro parece prenhe de possibilidades. Estimule uma curiosidade maior do que as dúvidas e ansiedades que a acompanham, e eles o seguirão.

CHAVES PARA A SEDUÇÃO

Na maior parte do tempo, as pessoas lutam para manter a segurança e uma sensação de equilíbrio em suas vidas. Se vivessem o tempo todo arrancando suas raízes para sair atrás de cada nova pessoa ou fantasia que lhes passa pela frente, não sobreviveriam à corrida de obstáculos diária. Em geral elas vencem a luta, mas nem sempre é fácil. O mundo está repleto de tentações. Elas leem sobre gente que tem mais dinheiro do que elas, sobre as aventuras que os outros estão vivendo, sobre aqueles que encontraram riqueza e felicidade. A segurança que se esforçam para ter, e que parece que têm em suas vidas, é na verdade uma ilusão. Ela encobre uma tensão constante.

Como um sedutor, você não pode confundir o que as pessoas aparentam ser com a realidade. Você sabe que a luta delas para manter suas vidas em ordem é exaustiva, e que elas vivem consumidas por dúvidas e arrependimentos. É difícil ser bom e virtuoso, sempre tendo de reprimir os desejos mais fortes. Não esquecendo isso, a sedução fica mais fácil. O que as pessoas querem não é tentação; tentação acontece todos os dias. O que as pessoas querem é cair em tentação, ceder. Essa

Tu forte sedutora, Oportunidade.

–John Dryden

Dom Juan: Arminta, ouça a verdade – pois não são as mulheres amigas da verdade? Sou um nobre, herdeiro da antiga família dos Tenórios, conquistadores de Sevilha. Depois do rei, meu pai é o homem mais poderoso e respeitado na corte. (...) Por acaso eu passava por esta estrada e a vi. O amor às vezes se comporta de um modo que até ele mesmo se surpreende. (...) Arminta: Não sei se o que está dizendo é verdade ou retórica mentirosa. Sou casada com

Batricio, todos sabem disso. Como é possível anular o casamento, mesmo que ele me abandone? Don Juan: Quando o casamento não está consumado, seja por malícia ou fraude, ele pode ser anulado. (...) Arminta: Certo. Mas, por Deus, não vai me abandonar no momento em que tiver me separado de meu marido? (...) Don Juan: Arminta, luz de meus olhos, amanhã seus pés calçarão chinelas de prata polida com botões do ouro mais puro. E seu pescoço de alabastro estará prisioneiro de belos colares; em seus dedos, anéis de ametistas cintilarão como

é a única maneira de se livrarem da tensão em que vivem. Custa muito mais resistir à tentação do que se entregar.

Sua tarefa, portanto, é criar uma tentação que seja mais forte do que a variedade cotidiana. Ela precisa estar focalizada nelas, voltada para elas individualmente – para seus pontos fracos. Compreenda: todos têm uma fraqueza principal, de onde todas as outras se originam. Encontre essa insegurança gerada na infância, aquilo que falta em suas vidas, e terá a chave para tentá-los. A fraqueza deles pode ser a ganância, a vaidade, o tédio, algum desejo profundamente reprimido, a fome de um fruto proibido. Eles a sinalizam com pequenos detalhes que escapam ao controle consciente: o estilo de se vestir, um comentário fora de hora. No passado deles, e particularmente nos seus romances do passado, encontram-se espalhadas as pistas. Dê-lhes uma potente tentação, talhada sob medida para suas fraquezas e você pode fazer a esperança de prazer que desperta neles se destacar acima das dúvidas e ansiedades que a acompanham.

Uma criança tem pouca força para resistir. Ela quer tudo, agora, e raramente pensa nas consequências. Todos têm dentro de si uma criança à espreita

– um prazer que lhes foi negado, um desejo reprimido. Atinja esse ponto, tente-os com o brinquedo adequado (aventura, dinheiro, diversão), e eles despem a sensatez normal do adulto. Reconheça os seus pontos fracos com o comportamento infantil que revelarem no dia a dia – esta é a ponta do iceberg.

estrelas, e de suas orelhas penderão pérolas orientais. Arminta: Sou sua.

– TIRSO DE MOLINA, *THE PLAYBOY OF SEVILLE*, EM MANDEL, COORD., *THE THEATRE OF DON JUAN*

Lembre-se de manter vagos, e um tanto inatingíveis, os ganhos futuros. Seja específico demais e irá desapontar; deixe a promessa muito à mão e você não será capaz de adiar a satisfação o tempo suficiente para conseguir o que deseja.

O único modo de se livrar da tentação é cedendo a ela.

– OSCAR WILDE

A tentação é um processo duplo. Primeiro você é coquete, galanteador, estimula o desejo prometendo prazer e divertimento na vida cotidiana. Ao mesmo tempo, você deixa claro para os seus alvos que eles não podem tê-lo, ao menos não imediatamente. Assim você estabelece uma barreira, um tipo de tensão. As barreiras e tensões estão ali para impedir as pessoas de cederem muito fácil e superficialmente. Você *quer* que elas lutem, resistam, fiquem ansiosas.

Antigamente, tais barreiras eram facilmente criadas, com a vantagem de já existirem obstáculos sociais – de classe, raça, casamento, religião. Hoje as barreiras têm de ser mais psicológicas: seu coração é de outra pessoa; você não está realmente interessado no alvo; algum segredo o detém; o momento não é adequado; você não é bom o suficiente para a outra pessoa; a outra pessoa não é boa o suficiente para você; e por aí vai. Em contrapartida, você pode escolher alguém que já tenha barreiras incorporadas: eles estão comprometidos, não foram feitos para querer você.

Essas barreiras são mais sutis do que as variantes sociais e religiosas, ainda assim são barreiras, e a psicologia continua a mesma. As pessoas ficam perversamente excitadas pelo que não podem ou não deveriam ter. Crie esse conflito interno – há empolgação e interesse, mas você está indisponível – e você os verá envolvidos por algo que não podem alcançar. E quanto mais seus alvos o perseguirem, mais eles imaginam ser os sedutores. Sua sedução estará perfeitamente disfarçada.

Por fim, a tentação mais potente costuma envolver tabus psicológicos e frutos proibidos. Você deve procurar algum desejo secreto que, se acertado em cheio, deixará a sua vítima desconfortável, porém ainda mais tentada. Busque no passado dela; a chave pode ser qualquer coisa de que ela pareça ter medo ou procure fugir. Pode ser o anseio por uma figura materna ou paterna, ou um desejo homossexual latente. Talvez você possa satisfazer esse desejo apresentando-se como uma mulher masculina ou um homem feminino. Em outros casos, você representa a Lolita, ou o papai – alguém que eles não deveriam querer, o lado obscuro de suas personalidades. E ainda há os masoquistas, que secretamente desejam sentir dor. Você pode tentá-los com algo que pareça difícil, desafiador, até um pouco cruel. Mantenha a ligação vaga – você quer que eles tentem alcançar algo ilusório, algo que vem de suas próprias mentes.

Símbolo:

A Maçã no jardim do Éden. A fruta parece extremamente convidativa, e você não deve comê-la, ela é proibida. Mas é por isso mesmo que você só pensa nela dia e noite. Você a vê, mas não pode tê-la. E a maneira de se livrar dessa tentação é render-se e provar a fruta.

9

Mantenha-os em suspense – O que virá em seguida?

Assim que as pessoas acharem que sabem o que esperar de você, o seu encanto sobre elas estará quebrado. Mais: você lhes terá cedido o poder. A única maneira de conduzir o seduzido e manter o controle é criar suspense, uma surpresa calculada. As pessoas adoram um mistério, e esta é a chave para atraí-las ainda mais para a sua teia. Comporte-se de um modo que as deixe querendo saber: O que você está pretendendo? Fazer alguma coisa que elas não esperam de você lhes dará uma deliciosa sensação de espontaneidade – elas não conseguirão prever o que virá em seguida. Você está sempre um passo à frente e no controle. Deixe a vítima excitada com uma súbita mudança de direção.

CHAVES PARA A SEDUÇÃO

A criança em geral é uma criatura obstinada, teimosa, que fará de propósito exatamente o contrário do que pedimos. Mas existe uma situação em que elas alegremente abandonam a costumeira teimosia: quando lhes prometem uma surpresa. Pode ser um presente escondido numa caixa, um jogo com um final imprevisível, uma viagem para um destino desconhecido, uma história cheia de suspense com um desfecho que ninguém espera. Nessas horas em que a criança fica esperando pela surpresa, a sua força de vontade fica em suspenso. Elas o seguirão servilmente enquanto você balançar diante delas a possibilidade. Esse hábito infantil está enraizado lá no fundo de cada um de nós, e é a fonte de um prazer humano elementar: o de ser conduzido por alguém que sabe para onde está indo, e que nos leva para viajar. (Talvez a nossa satisfação em nos deixar transportar esteja relacionada com uma lembrança, muito marcante dentro de nós, de termos sido literalmente carregados por nossos pais quando éramos pequenos.)

Conto tomar [o povo francês] de surpresa. Uma ação ousada perturba a serenidade das pessoas e elas ficam aturdidas com uma grande novidade.

– NAPOLEÃO BONAPARTE, CITADO EM *EMIL LUDWIG*, NAPOLEON

Sentimos uma emoção semelhante ao assistir a um filme ou ler um livro de mistério; ficamos nas mãos de um

Esta é sempre a lei dos interessantes. (...) Quem sabe surpreender, vence o jogo sempre. A energia da pessoa envolvida fica temporariamente suspensa; torna-se impossível para ela reagir.

– SÖREN KIERKEGAARD

diretor ou autor que nos conduz, levando-nos por passagens intrincadas. Continuamos sentados em nossas poltronas, viramos as páginas, alegremente escravizados pelo suspense. É o prazer que uma mulher sente ao ser conduzida por um dançarino seguro, abandonando qualquer sentimento de defesa que possa ter e deixando o trabalho para a outra pessoa fazer. Apaixonar-se envolve expectativa; estamos prestes a tomar um outro caminho, entrar numa vida nova, em que tudo será estranho. O seduzido quer ser levado, transportado como uma criança. Se você for previsível, o seu encanto se desgasta; o dia a dia é previsível. Seus alvos não devem jamais saber o que virá em seguida – que surpresas você está guardando para eles. Como acontece com uma criança, eles ficarão sob seu controle enquanto você conseguir mantê-los tentando adivinhar o que vai acontecer.

Há diversos tipos de surpresas calculadas que você pode usar com suas vítimas – de repente enviar uma carta, levá-las a um lugar onde nunca estiveram antes. Mas a melhor das surpresas é a que revela algo novo sobre o seu caráter. Isso precisa ser planejado. Nas primeiras semanas, seus alvos tendem a julgá-lo com base nas aparências. Talvez eles vejam você como um tímido, um prático, ou um puritano. Você sabe que esse não é o seu verdadeiro eu, mas é como você age no convívio social. Deixe que eles tenham essas impressões, e até acentue-as um pouco, sem exagerar: por exemplo, pareça um pouco mais reservado do que o habitual. Assim você terá espaço para surpreendê-los com algum gesto ousado, poético ou travesso. Uma vez que eles tenham mudado de opinião sobre você, surpreenda-os de novo. Ao se esforçarem para defini-lo, eles estarão o tempo inteiro pensando em você.

A surpresa cria um momento em que as defesas das pessoas caem e novas emoções entram correndo. Se a surpresa é agradável, o veneno sedutor penetra em suas veias sem que percebam. Qualquer acontecimento repentino tem um efeito semelhante, atingindo diretamente as nossas emoções antes que fiquemos defensivos.

O que é repentino não só provoca um solavanco sedutor como dissimula manipulações. Apareça em algum lugar sem ser esperado, diga ou faça alguma coisa de repente, e as pessoas não terão tempo para imaginar que a sua ação foi calculada. Leve-as para algum lugar novo, como se a ideia de fazer isso tivesse acabado de lhe ocorrer, revele de repente um segredo. Tornadas emocionalmente vulneráveis, elas ficarão atordoadas demais para ver o que você está fazendo. Qualquer coisa que acontece de repente parece natural, e qualquer coisa que parece natural tem um encanto sedutor.

Se você é uma figura muito conhecida pelo público, aprenda esse truque da surpresa. As pessoas estão entediadas não só com suas próprias vidas, mas com aqueles que deveriam impedi-las de se sentirem desse modo. Assim que elas percebem que é possível prever o seu próximo passo, elas o comem vivo. O artista Andy Warhol estava sempre mudando de personagem e ninguém era capaz de prever qual seria o próximo – artista, produtor de cinema, homem da sociedade. Tenha sempre na manga uma surpresa. Para conservar a atenção do público, mantenha-o adivinhando. Deixe os moralistas acusá-lo de falta de sinceridade, de não ter coração ou alma. Eles estão é com inveja da liberdade e das brincadeiras que você revela na sua persona pública.

Símbolo:

A Montanha-Russa. O carro sobe lentamente até o topo, depois despenca no espaço, chicoteia você para um lado, joga-o de cabeça para baixo, em todas as direções possíveis. Os passageiros riem e gritam. O que os emociona é o abandono, o ceder o controle a uma outra pessoa, que os lança em inesperadas direções. Que nova emoção os aguarda na próxima curva?

10
Use o poder demoníaco das palavras para semear confusão

É difícil

fazer as pessoas

escutarem; elas estão absortas

em seus próprios pensamentos e desejos, e não

têm tempo para os seus. O truque para fazê-las ouvir é

dizer o que elas querem escutar, encher os ouvidos delas com o

que for que lhes seja agradável. Essa é a essência da linguagem

sedutora. Inflame as emoções das pessoas com frases carregadas de

energia, distribua elogios, conforte suas inseguranças, envolva-as

em palavras doces e promessas e, não só elas escutarão o que você

quer lhes dizer, mas perderão a vontade de resistir. Mantenha

a sua linguagem vaga, deixando que elas entendam aquilo

que quiserem. Use a escrita para despertar fantasias e

criar um retrato idealizado de si

mesmo.

CHAVES PARA A SEDUÇÃO

Raramente pensamos antes de falar. É da natureza humana dizer a primeira coisa que vem à cabeça – e, quase sempre, essa primeira coisa é sobre nós mesmos. Usamos as palavras basicamente para expressar nossos próprios sentimentos, ideias e opiniões. (Também para nos queixar e discutir.) Isso porque geralmente estamos preocupados com nós mesmos – a pessoa que mais nos interessa é o nosso próprio eu. Até certo ponto, isso é inevitável e, na maioria das situações pelas quais passamos em nossas vidas, não há nada de errado com isso: podemos funcionar muito bem assim. Mas, na sedução, essa atitude limita o nosso potencial.

Você não pode seduzir se não tiver capacidade para sair da própria pele e entrar na do outro, penetrando na psicologia dele. A chave da linguagem sedutora não são as palavras que você pronuncia, ou o seu tom de voz sedutor; é a mudança radical de perspectivas e hábitos. Você precisa parar de dizer a primeira coisa que lhe vem à cabeça – você tem de controlar o impulso de abrir a boca e sair falando o que pensa. A chave é ver as palavras como

Portanto, quem é incapaz de escrever cartas ou bilhetes jamais será um sedutor perigoso.

– SÖREN KIERKEGAARD, *OU ISTO OU AQUILO*

O homem que tem uma língua, eu digo, não é homem, / se com sua língua não consegue conquistar uma mulher.

– WILLIAM SHAKESPEARE, *THE TWO GENTLEMEN OF VERONA*

Minha amante encenou uma greve. (...) Eu voltei aos versos e cumprimentos, / Minhas armas naturais. Palavras doces / Removem severas trancas de porta. Há mágica na poesia, seu poder / É capaz de fazer baixar a lua sangrenta, / O sol voltar atrás, as serpentes explodirem em pedaços / Ou as águas correrem rio acima. Portas não estão à altura deste feitiço, as trancas / Mais firmes se abrem com a senha deste encanto. Mas a epopeia é um desastre para mim. Não chego a lugar algum com os pés ágeis de Aquiles, ou com um dos filhos de Atreu. Aquele tal que desperdiçou vinte anos em guerras e viagens, / O pobre Heitor arrastado no pó – / Não adianta. Mas

uma ferramenta, não para comunicar ideias e sentimentos reais, mas para confundir, deliciar e inebriar.

A diferença entre linguagem normal e linguagem sedutora é a mesma que existe entre ruído e música. O ruído é uma constante na vida moderna, algo irritante cujo volume baixamos se for possível. A nossa linguagem normal é como o ruído – as pessoas podem estar nos ouvindo semiatentas enquanto falamos de nós mesmos, mas com a mesma frequência seus pensamentos estão a quilômetros de distância. De vez em quando, empinam as orelhas, quando algo que dizemos as toca, mas isso dura apenas até voltarmos a mais uma das histórias sobre nós mesmos. Desde crianças, aprendemos a reduzir o volume desse tipo de ruído (particularmente quando ele vem de nossos pais).

A música, por outro lado, é sedutora e entra na nossa pele. A intenção dela é o prazer. Uma melodia ou ritmo ficam no nosso sangue durante dias depois que os escutamos, alterando nossos humores e emoções, nos deixando relaxados ou nos excitando. Para fazer música em vez de ruído, você deve dizer coisas que agradam – coisas relacionadas com a vida das pessoas, coisas que toquem na vaidade delas. Elas têm muitos problemas, você pode produzir o mesmo efeito distraindo-as, focalizando a atenção delas para fora de si mesmas ao dizer coisas espirituosas ou divertidas, ou que façam o futuro parecer brilhante e cheio de esperança. Promessas e elogios são música para o ouvido de qualquer pessoa. Essa é a linguagem destinada a comover as pessoas e baixar a resistência delas.

Elogio é linguagem sedutora na sua forma mais pura. O seu propósito não é expressar uma verdade ou um sentimento real, mas apenas causar um efeito em quem o recebe. Como D'Annunzio, aprenda a mirar o seu elogio.

A forma de linguagem mais antissedutora é a argumentação. Quantos amigos silenciosos você criou argumentando? Existe um meio melhor de fazer as pessoas ouvirem e se convencerem: o humor e um toque leve.

Risos e aplausos têm um efeito dominó: depois que seus ouvintes já riram uma vez, é mais provável que tornem a rir de novo. Nesse estado de espírito mais leve, eles ficam mais aptos a escutar. Um toque sutil e uma leve ironia abrem espaço para você convencê-los, trazê-los para o seu lado, rir dos seus inimigos. Essa é a forma de argumentação sedutora.

esbanje palavras sutis sobre o perfil de uma jovem / E mais cedo ou mais tarde ela se oferecerá como pagamento, / Uma ampla recompensa pelo seu esforço. Portanto, adeus, / Heroicas figuras legendárias – a permuta / Que me ofereceis não me tenta. Um bando de beldades / Desfalecendo com minhas cantigas de amor – é só o que eu quero.

– OVÍDIO, *OS AMORES*

Ao falar diante de um grupo, sua linguagem sedutora deve mirar na emoção da sua audiência, pois é mais fácil iludir pessoas emotivas. Todos compartilham emoções, e ninguém se sente inferior a um orador que desperta seus sentimentos. A multidão se une, todos contagiantemente experimentando as mesmas emoções. As emoções que você está tentando despertar devem ser fortes. Não falo de amizade e discórdia; falo de amor e ódio. E é crucial tentar sentir um pouco das emoções que está tentando trazer à tona. Você se torna mais confiável assim.

O objetivo do discurso sedutor é o de criar uma espécie de hipnose: você está distraindo as pessoas, baixando as suas defesas, tornando-as mais vulneráveis à sugestão. Aprenda as lições de repetição e afirmação do hipnotizador, elementos-chave para adormecer um paciente. A repetição consiste em repetir sempre a mesma palavra, de preferência uma que tenha conteúdo emocional: "impostos", "liberais", "fanáticos". O efeito é hipnotizante – ideias podem ficar implantadas para sempre no inconsciente das pessoas, bastando para isso repeti-las com bastante frequência. Afirmação é simplesmente fazer afirmativas fortes e positivas, como os comandos do hipnotizador. A linguagem sedutora deve ter uma espécie de ousadia, o que vai dissimular milhares de pecados. Sua audiência ficará tão surpresa com a sua linguagem ousada que não terá tempo para refletir se o que você está dizendo é verdade ou não. Jamais diga: "Não acho que o outro lado tomou uma decisão acertada"; diga: "Merecemos coisa melhor", ou "Eles confundiram as coisas". A linguagem afirmativa é uma linguagem ativa, cheia de verbos, imperativos e frases curtas. Corte os "Eu acredito", "Talvez", "Na minha opinião". Vá direto à essência.

Aprenda a incorporar a linguagem sedutora à sua escrita, em qualquer mensagem para o seu alvo. Com uma carta pessoal, você tem controle total da dinâmica, é capaz de direcionar as emoções das suas vítimas e intoxicá-las de desejo. É preferível começar a correspondência algumas semanas depois do contato inicial. Deixe suas vítimas terem uma impressão de você: você parece instigante, mas ainda não demonstra nenhum interesse particular por elas. Quando perceber que elas estão pensando em você, esse é o momento de acertá-las com a primeira carta. Qualquer desejo que você expressar por elas será uma surpresa; a vaidade será atiçada, e elas vão querer mais.

Planeje suas cartas como homenagens aos seus alvos. Faça com que tudo o que escreva reverbere neles, como se eles fossem o único pensamento em sua mente – um efeito delirante. Se contar uma anedota, faça com que ela se relacione com eles de alguma forma. Sua correspondência é uma espécie de espelho que você segura para eles – eles podem ver a si próprios refletidos pelo seu desejo.

Uma carta pode sugerir emoção ao parecer desordenada, divagando de um assunto para outro. Claramente é difícil para você raciocinar: o amor o enlouqueceu. Pensamentos desordenados são excitantes. Não perca tempo com informações reais; foque em sentimentos e sensações, usando expressões certeiras. Não fique sentimental – é cansativo, e muito direto. É melhor sugerir o efeito que o seu alvo provoca em você do que ficar ruminando sobre o que sente. Seja vago e ambíguo, deixando espaço para o leitor imaginar e fantasiar. O objetivo da sua escrita não é expressar o que pensa, mas emocionar o leitor, espalhando confusão e desejo.

Você saberá que suas cartas alcançaram o efeito desejado quando seus alvos espelharem seus pensamentos, repetindo palavras que você escreveu, seja em suas próprias cartas ou pessoalmente. Esse é o momento de dar um passo a mais em direção ao erótico. Use uma linguagem excitante com conotações sexuais, ou ainda melhor, sugira sensualidade ao encurtar suas cartas, torná-las mais frequentes e ainda mais desordenadas que antes. Não há nada mais erótico do que o bilhete curto e súbito em que seus pensamentos estão inacabados, só podendo ser completados pela outra pessoa.

Símbolo:

As Nuvens. Nas Nuvens, é difícil ver as coisas com precisão. Tudo parece vago; a imaginação dispara, enxergando coisas que não existem ali. Suas palavras devem levar as pessoas até as Nuvens, onde é fácil para elas se perderem.

11
Preste atenção aos detalhes

Frases

de amor grandiloquentes

e gestos grandiosos podem ser suspeitos: Por

que você se esforça tanto para agradar? Os detalhes da

sedução – os gestos sutis, as coisas que você faz de improviso

– são quase sempre mais charmosos e reveladores. Você precisa

aprender a distrair suas vítimas com milhares de pequenos rituais

agradáveis – presentes atenciosos feitos sob medida para elas, roupas

e adornos desenhados para agradá-las, gestos que mostram o tempo e

a atenção que você está lhes dedicando. Todos os sentidos delas estão

envolvidos nos detalhes que você orquestra. Crie espetáculos para

ofuscar os seus olhos; hipnotizados pelo que estão vendo, não

perceberão as suas reais intenções. Aprenda a sugerir com

os detalhes os sentimentos e humores apropriados.

CHAVES PARA A SEDUÇÃO

Na infância, nossos sentidos eram muito mais ativos. As cores de um brinquedo novo ou um espetáculo, como o circo, nos deixavam em êxtase; ficávamos enfeitiçados com um cheiro ou som. Nas brincadeiras que inventávamos, muitas reproduzindo alguma coisa do mundo adulto em escala reduzida, como era gostoso planejar cada detalhe. Tomávamos nota de tudo.

Mais velhos, nossos sentidos se embotam. Perdemos muito da nossa sensibilidade, estamos constantemente com pressa de terminar uma tarefa, para fazer a seguinte. Na sedução, você está sempre tentando trazer o alvo de volta aos momentos dourados da infância. A criança é menos racional, mais facilmente enganada. Também está mais sintonizada com os prazeres dos sentidos. Portanto, quando estiverem com você, seus alvos não devem ter jamais as mesmas sensações que obtêm normalmente com o mundo real, onde todos nós, sem piedade, somos obrigados a fazer tudo correndo. Você precisa, intencionalmente, diminuir esse ritmo e fazer com que eles retornem aos tempos mais simples da juventude. Os detalhes que você orquestrar – cores, presentes, pequenas cerimônias – têm

Portanto, na minha opinião, quando um cortejador deseja declarar o seu amor, deve fazê-lo com suas atitudes e não com discursos, pois os sentimentos de um homem às vezes revelam-se mais claramente com (...) um gesto de respeito ou uma certa timidez, do que com uma quantidade de palavras.

– Baldassare Castiglione

como alvo os seus sentidos, o prazer infantil que sentimos com os encantos imediatos do mundo natural. Com os sentidos impregnados de coisas deliciosas, eles perdem um pouco a capacidade de raciocinar. Fique atento aos detalhes e você mesmo se verá diminuindo de ritmo; seus alvos não se concentrarão naquilo que você pode estar querendo (favores sexuais, poder etc.) porque a sua aparência é de uma pessoa muito ponderada, muito atenciosa. No reino infantil dos sentidos com que você os cerca, eles percebem nitidamente que estão sendo envolvidos por algo que é diferente do mundo real – um ingrediente básico da sedução.

Desde a década de 1940 até o início da de 1960, Pamela Churchill Harriman teve uma série de casos com alguns dos homens mais importantes e ricos do mundo. O que atraía esses homens, e os deixava escravizados, não era a sua beleza, a sua linhagem ou a sua vivacidade, mas a sua extraordinária atenção aos detalhes. Começando com o seu olhar atento, ouvindo você falar, absorvendo todos os seus gostos. Quando conseguia entrar na sua casa, ela a enchia com as flores de que você mais gostava, fazia o seu *chef* preparar aquele prato que você só tinha provado nos restaurantes mais sofisticados. Você disse gostar de um artista? Dias depois, esse artista estava frequentando uma das suas festas. Ela encontrava as peças de antiquário perfeitas para você, vestia-se do modo que mais o agradasse ou excitasse, e fazia isso sem você precisar dizer nada – ela espionava, colhia informações de terceiros, escutava você falando com os outros. A atenção de Pamela aos detalhes teve um efeito intoxicante sobre todos os homens na sua vida. Tinha algo em comum com os mimos de uma mãe, que estava ali para trazer a ordem e o conforto às suas vidas, atendendo as suas necessidades. A vida é dura e competitiva. Cuidar de detalhes de um modo tranquilizante para o outro o torna dependente de você. A chave é sondar suas necessidades de uma forma que não seja óbvia demais; assim, quando você fizer exatamente o gesto certo, isso pareça extraordinário, como se você tivesse lido a mente daquela pessoa.

Tudo na sedução é um sinal, e nada sinaliza melhor do que as roupas. Não é que você tenha de se vestir de um modo interessante, com elegância, ou provocativamente, mas que precisa se vestir para o seu alvo – você tem de agradar ao gosto do seu alvo. Quando Cleópatra estava seduzindo Marco Antônio, suas roupas não eram ousadamente sensuais; ela se vestia como uma deusa grega, sabendo o fraco de Antônio por essas figuras de fantasia. Madame Pompadour, a amante do rei Luís XV, sabia que a fraqueza do rei era o seu tédio crônico; ela sempre usava roupas diferentes, trocando não só de cor como de estilo, oferecendo ao rei um constante banquete visual. O contraste funciona muito bem aqui: no trabalho ou em casa, você pode se vestir à vontade, mas, quando estiver com seu alvo, vista algo mais sofisticado, como se fosse uma fantasia. A sua transformação de Cinderela é excitante e dá ideia de que você fez alguma coisa só pela pessoa que está ao seu lado.

Um presente tem um poder sedutor imenso, mas o objeto em si é menos importante do que o gesto e o sutil pensamento ou emoção que ele comunica. Talvez a escolha esteja relacionada com algo do passado da vítima, ou simbolize alguma coisa entre vocês dois, ou seja, uma mera representação do que você é capaz de fazer para agradar. Presentes caros não vêm com um sentimento anexado; podem temporariamente excitar quem os recebe, mas são logo esquecidos, como uma criança esquece um brinquedo novo. O objeto que reflete a atenção de quem o dá tem um poder sentimental duradouro, que ressurge sempre que o dono o vê.

Finalmente, palavras são importantes na sedução e têm uma capacidade enorme de confundir, distrair e incentivar a vaidade do alvo. O mais sedutor a longo prazo, porém, é o que você não diz, o que você comunica indiretamente. As palavras vêm com facilidade e as pessoas desconfiam delas. Qualquer um pode dizer as palavras certas, e, uma vez ditas, nada é sólido, e elas podem até ser totalmente esquecidas. O gesto, o presente atencioso, os pequenos detalhes parecem muito mais reais e substanciais. São também muito mais encantadores do que palavras sublimes de amor, exatamente porque falam por si sós e deixam que o seduzido entenda mais do que existe neles. Jamais diga a alguém o que você está sentindo; deixe a pessoa adivinhar isso nos seus olhares e gestos. Essa é a linguagem mais convincente.

Símbolo:

O Banquete.
Prepararam um
Banquete em sua homenagem. Tudo
foi cuidadosamente coordenado – as flores,
a decoração, a lista dos convidados, os
dançarinos, a música, o cardápio
com cinco pratos, o vinho
servido à vontade.
O Banquete solta a
sua língua, e também
as suas inibições.

12
Poetize a sua presença

Coisas importantes acontecem quando seus alvos estão sozinhos: a mais leve sensação de alívio com a sua ausência, e está tudo acabado. Isso é consequência da familiaridade e da superexposição. Mantenha-se arredio, portanto, para que, estando longe, eles desejem vê-lo de novo e associem você apenas a pensamentos agradáveis. Ocupe suas mentes alternando uma presença excitante com um frio distanciamento, momentos exuberantes seguidos de ausências calculadas. Associe-se a imagens e objetos poéticos para que, ao pensarem em você, eles o vejam através de uma aura idealizada. Quanto mais você figurar em suas mentes, mais eles o envolverão em fantasias sedutoras. Liberte essas fantasias com sutis incoerências e alterações no seu comportamento.

Aquele que não sabe cercar uma moça de forma que ela perca de vista tudo que ele não quer que ela veja, aquele que não sabe se transformar numa figura poética na mente de uma moça de forma que venha dela tudo que ele deseja – é e continua sendo um desajeitado. (...) Poetizar-se para uma moça é uma arte.

– SÖREN KIERKEGAARD, *DIÁRIO DE UM SEDUTOR*

CHAVES PARA A SEDUÇÃO

Todos fazemos de nós mesmos uma imagem muito mais lisonjeira do que a realidade: nós nos achamos mais generosos, altruístas, honestos, amáveis, inteligentes ou bonitos do que somos de fato. É extremamente difícil para nós ter uma opinião honesta quanto às nossas próprias limitações; temos uma necessidade desesperada de nos idealizar. Como a escritora Angela Carter observa, preferimos nos alinhar com os anjos do que com os primatas superiores de quem na verdade descendemos.

Essa necessidade de idealização se estende aos nossos envolvimentos românticos, porque quando estamos apaixonados, ou fascinados por uma outra pessoa, vemos um reflexo de nós mesmos. A nossa escolha, quando decidimos nos envolver com a outra pessoa, revela algo importante e íntimo a nosso respeito: não queremos enxergar que nos apaixonamos por alguém vulgar, que se veste mal ou não tem gosto, porque isso reflete mal naquilo que somos. Além do mais, quase sempre tendemos a nos apaixonar por alguém que de alguma forma se assemelhe a nós. Se essa pessoa tiver uma deficiência ou, pior de tudo, for comum, então há alguma coisa de deficiente ou comum em nós mesmos. Não, custe o que custar, a pessoa amada dever ser supervalorizada e idealizada, no mínimo pelo bem da nossa própria autoestima. E também, num mundo duro e cheio de decepções, é um prazer enorme conseguir fantasiar a respeito da pessoa com quem se está envolvido.

O que eu preciso é de uma mulher que seja alguma coisa, qualquer coisa; muito bonita ou muito boa, ou, em último recurso, muito má, muito espirituosa ou muito idiota, mas alguma coisa.

– Alfred de Musset

Assim a tarefa do sedutor fica mais fácil: as pessoas estão doidas para ter a chance de fantasiar sobre *você*. Não estrague essa oportunidade de ouro expondo-se demais, ou se tornando tão familiar e banal que o alvo o veja exatamente como você é. Não é preciso ser um anjo, ou um modelo de virtude – isso seria um tédio. Você pode ser perigoso, travesso, até um pouco vulgar, dependendo do gosto da sua vítima. Porém jamais comum ou limitado. Na poesia (ao contrário da realidade), tudo é possível.

Para fazer com que seus alvos o idealizem, é crucial acrescentar elementos de dúvida – você pode não estar tão interessado neles assim, você é um tanto arisco. Lembre-se: se você é fácil de ter, não deve valer tanto assim. É difícil poetizar uma pessoa que se mostra tão vulgar. Se, passado o interesse inicial, você deixar claro que não é uma pessoa que passe despercebida, se despertar uma leve dúvida, o alvo vai imaginar que existe alguma coisa especial, sublime, inatingível em você.

As pessoas sentem um prazer enorme em associar o outro a alguma figura fantástica da infância. John F. Kennedy se apresentou como um cavaleiro andante – nobre, bravo, encantador. Pablo Picasso não era apenas um grande pintor sedento de jovens, ele era o Minotauro da lenda grega, ou o trapaceiro diabólico que tanto seduz as mulheres. Essas associações não devem ser feitas com muita antecedência; elas só funcionam quando o alvo começa a ficar fascinado, quando já está sugestionável. O truque é associar a sua imagem a algo mítico, com as roupas que você veste, com as coisas que diz, os lugares que frequenta.

Qualquer tipo de experiência que se torne mais intensa, artística ou espiritual se prolonga na mente por mais tempo do que as comuns. Você precisa encontrar um jeito de dividir esses momentos com seus alvos – um concerto, uma peça de teatro, um encontro espiritual, seja o que for – para que eles associem a você algo elevado. Momentos exuberantes compartilhados exercem uma imensa atração sedutora. Também qualquer tipo de objeto pode ser impregnado de ressonâncias poéticas e associações sentimentais, como discutimos no último capítulo. Os presentes que você dá e outros objetos podem se tornar impregnados com sua presença; se estiverem associados a lembranças agradáveis, vê-los vai lembrar você e acelerar o processo de poetização.

Embora se diga que longe dos olhos mais perto do coração, uma ausência antes da hora será mortal para o processo de cristalização. Você deve cercar seus alvos com uma atenção focalizada, para que naqueles momentos críticos em que estiverem sozinhos suas mentes girem numa espécie de reflexo de emoções passadas. Faça tudo que puder para manter o alvo pensando em você. Cartas, lembrancinhas, presentes, encontros inesperados – tudo isso o torna onipresente. Tudo deve lembrar você.

Símbolo:

A Auréola. Lentamente, quando o alvo está sozinho, ele começa a imaginar uma espécie de brilho tênue envolvendo a sua cabeça, formado por todos os possíveis prazeres que você é capaz de oferecer, o fulgor da sua presença carregada de energia, as suas nobres qualidades. A Auréola o distingue das outras pessoas. Não a faça desaparecer tornando-se familiar e comum.

13
Desarme usando a fraqueza e a vulnerabilidade estratégicas

Excesso de manobras da sua parte pode levantar suspeitas. A melhor maneira de encobrir os seus rastros é fazer o outro se sentir superior e mais forte. Se você parece fraco, vulnerável, cativado pela outra pessoa e incapaz de se controlar, suas ações terão uma aparência mais natural, menos calculada. A fraqueza física – lágrimas, acanhamento, palidez – ajuda a criar esse efeito. Para ganhar mais confiança, faça da honestidade uma virtude: afirme a sua "sinceridade" confessando algum pecado seu – não precisa ser verdade. Finja-se de vítima, depois transforme a solidariedade do seu alvo em amor.

Em geral, mocinhas falam muito mal de homens tímidos, mas, no íntimo, gostam deles. Um pouco de timidez enaltece a vaidade de uma adolescente, faz com que ela se sinta superior; é o seu pagamento adiantado. Quando postas para dormir, no momento exato em que acreditam que você vai morrer de timidez, você lhes mostra que está tão longe disso que chega a ser bastante confiável. A timidez faz um homem perder o seu significado masculino e, portanto, é um meio relativamente bom de neutralizar a relação sexual.

– SÖREN KIERKEGAARD, *DIÁRIO DE UM SEDUTOR*

CHAVES PARA A SEDUÇÃO

Todos temos fraquezas, vulnerabilidades, pontos frágeis em nossa constituição mental. Talvez sejamos tímidos ou sensíveis demais, ou precisemos de atenção – seja qual for o ponto fraco, é algo que não conseguimos controlar. Podemos tentar compensar, ou esconder, mas quase sempre isso é um erro: as pessoas percebem que existe alguma coisa falsa ou artificial. Lembre-se: o que é natural no seu caráter é inerentemente sedutor. A vulnerabilidade de uma pessoa, o que ela parece incapaz de controlar, é muitas vezes o que existe de mais sedutor nela. Quem não demonstra nenhuma fraqueza, por outro lado, evoca a inveja, o medo e a raiva – queremos sabotar essa pessoa só para derrubá-la.

Não lute contra as suas vulnerabilidades, nem tente reprimi-las, mas coloque-as para funcionar. Aprenda a transformá-las em poder. O jogo é sutil: se você chafurdar na sua fraqueza, exagerar na mão, será visto como alguém que está querendo simpatia ou, pior, como uma figura patética. Não, é melhor deixar que as pessoas vislumbrem de vez em quando o lado sensível e frágil do seu caráter, e em geral só depois que elas já o conhecem faz algum tempo. Esse vislumbre vai torná-lo mais humano, reduzir as desconfianças delas e preparar o terreno para um apego maior. Habitualmente forte e no controle das situações, em certos momentos você cede, fraqueja, deixe que as pessoas percebam isso.

Há medos e inseguranças que são peculiares de um sexo ou de outro; o modo como você vai usar a fraqueza estratégica deve sempre levar em conta essas diferenças. Uma mulher, por exemplo, pode se sentir atraída pela força e autoconfiança de um homem, mas em excesso essas qualidades podem causar medo, parecer artificiais, até feias. Particularmente intimidante é a sensação de que o homem é frio e insensível. Elas podem ficar inseguras, achando que ele só está interessado em sexo e nada mais. Faz muito tempo que sedutores do sexo masculino aprenderam a ser mais femininos – a mostrar suas emoções e parecer interessados na vida de seus alvos.

Alguns dos maiores sedutores da história recente – Gabriele D'Annunzio, Duke Ellington, Errol Flynn – compreenderam o valor de se fingirem escravos de uma mulher, como um trovador de joelhos. A chave é cultivar o seu lado mais delicado sem deixar de ser

As fracas têm poder sobre nós. As francas, enérgicas, eu dispenso. Sou fraco e indeciso por natureza, e a mulher tranquila e reservada, que obedece aos desejos de um homem a ponto de se permitir ser usada é muito mais encantadora. Um homem pode moldá-la à vontade, e gosta ainda mais dela.

– MURASAKI SHIKIBU, *THE TALE OF GENJI*

Você sabe, um homem não vale nada se não souber chorar na hora certa.

— LINDON BAINES JOHNSON

o mais masculino possível. Isso pode incluir uma ocasional demonstração de acanhamento, que o filósofo Sören Kierkegaard considerava como uma tática extremamente sedutora num homem – ela dá à mulher uma sensação de conforto e superioridade até. Lembre-se, entretanto, de fazer tudo com moderação. Um vislumbre de timidez já basta; em exagero, faz a vítima perder as esperanças, achando que vai acabar tendo de fazer o trabalho sozinha.

Os temores e inseguranças de um homem quase sempre estão associados a sua noção de masculinidade; em geral ele se sente ameaçado diante de uma mulher obviamente manipuladora demais, que controla muito. As maiores sedutoras da história sabiam disfarçar suas manipulações fingindo-se de menininhas precisando da proteção masculina.

Para ser mais eficaz, a mulher deve parecer ao mesmo tempo que precisa de proteção e é sexualmente excitável, permitindo ao homem a suprema realização de suas fantasias.

A visão de alguém chorando costuma ter um efeito imediato sobre nossas emoções – é impossível permanecer neutro. Ficamos com pena e, muitas vezes, fazemos qualquer coisa para impedir o choro – inclusive o que normalmente não faríamos. A tática do choro é de uma potência incrível, mas quem chora nem sempre é assim tão inocente. Em geral, existe alguma verdade por trás das lágrimas, mas pode haver também alguma encenação, um jogo de efeito. (E, se o alvo percebe, a tática vai por água abaixo.) Além do impacto emocional das lágrimas, há algo de sedutor na tristeza. Queremos o conforto da outra pessoa e esse desejo rapidamente se transforma em amor.

Use as lágrimas com parcimônia e guarde-as para a hora certa. Talvez esse seja o momento em que o alvo parece desconfiar dos seus motivos, ou quando você estiver preocupado por não lhe estar causando nenhum efeito. Lágrimas são um barômetro seguro do quanto a outra pessoa está caída por você. Se ela parecer aborrecida, ou não morder a isca, seu caso provavelmente não tem mais jeito.

Em situações sociais e políticas, parecer ambicioso demais, ou muito controlado, faz as pessoas terem medo de você; é crucial mostrar o seu lado delicado. A demonstração de uma única fraqueza esconderá milhares de manipulações. Emoção e choro, até, também funcionam aqui. O mais sedutor é se fazer de vítima. Para o seu primeiro discurso no Parlamento, Disraeli preparou um texto elaborado, mas na hora a oposição gritava e ria tão alto que mal se escutava o que ele dizia. Ele foi em frente, até o fim, mas, ao se sentar novamente, estava achando que tinha sido um total fracasso. Atacar a mesquinharia dos seus adversários dá a você uma imagem ruim também; em vez disso, absorva os golpes deles e banque a vítima. O público vai ficar do seu lado, numa reação emocional que servirá de base para uma grandiosa sedução política.

Símbolo: *A Imperfeição. Um belo rosto é delicioso de se ver, mas o excesso de perfeição nos deixa frios e, até, ligeiramente intimidados. É a manchinha, o sinal de beleza que torna um rosto humano e adorável. Portanto, não esconda todas as suas imperfeições. Você precisa delas para suavizar os seus traços e despertar sentimentos de ternura.*

14

Confunda desejo e realidade – Crie a ilusão perfeita

Para compensar as suas dificuldades na vida, as pessoas gastam uma boa parte do seu tempo divagando, imaginando um futuro cheio de aventuras, sucesso e romance. Se conseguir criar a ilusão de que, por seu intermédio, poderão realizar o que sonham, elas ficarão à sua mercê. É importante começar devagar, conquistando a confiança delas e, aos poucos, ir construindo a fantasia que combina com os seus desejos. Mire nos desejos secretos que têm sido frustrados ou reprimidos, despertando emoções incontroláveis, obscurecendo a capacidade de raciocinar. A ilusão perfeita é a que não se afasta muito da realidade, mas que tem um toque de irreal, como sonhar acordado. Conduza os seduzidos a um ponto de confusão em que eles não percebam mais a diferença entre ilusão e realidade.

Amantes e loucos possuem mentes tão fervilhantes, / Fantasias tão criativas que captam / Mais do que a fria razão compreende.

– WILLIAM SHAKESPEARE, *SONHO DE UMA NOITE DE VERÃO*

CHAVES PARA A SEDUÇÃO

O mundo real pode ser implacável; coisas acontecem sobre as quais temos pouco controle, os outros ignoram os nossos sentimentos nas suas buscas para conseguir o que desejam, o tempo acaba e não fizemos o que queríamos. Se parássemos para olhar o presente e o futuro de uma forma totalmente objetiva, entraríamos em desespero. Felizmente desde cedo desenvolvemos o hábito de sonhar acordados. Nesse outro mundo mental que habitamos, o futuro está cheio de róseas possibilidades. Talvez amanhã vendamos aquela brilhante ideia, ou encontremos a pessoa que vai mudar nossa vida. A nossa cultura estimula essas fantasias com constantes imagens e histórias de maravilhosas ocorrências e romances felizes.

O problema é que essas imagens só existem em nossas mentes, ou na tela. Elas na verdade não bastam – queremos o que é real, não esse interminável devaneio e excitação. A sua tarefa como sedutor é dar vida às fantasias de alguém personificando uma figura imaginária ou criando um cenário que se pareça com o dos sonhos dessa pessoa. Ninguém resiste à atração de um desejo secreto que se realiza diante dos próprios olhos. Você deve primeiro escolher alvos que tenham algum recalque ou sonho não realizado – sempre as vítimas mais prováveis de uma sedução. Lenta e gradualmente você monta a ilusão de que eles vão ver, sentir e viver aqueles seus sonhos. Quando eles têm essa sensação, perdem o contato com a realidade e começam a ver a fantasia que você armou como mais real do que tudo. E, quando eles perdem o contato com a realidade, ficam (para citar as vítimas femininas de Stendhal e Lord Byron) como cotovias assadas caindo na sua boca.

A maioria das pessoas tem uma ideia errada do que seja ilusão. Como qualquer mágico sabe, ela não precisa ser nada de teatral ou grandioso; o que é teatral e grandioso pode de fato ser destrutivo, chamar demasiada atenção para você e para os seus planos. Em vez disso, crie uma aparência de normalidade. Quando seus alvos se sentirem seguros – nada está fora do normal – você tem espaço para enganá-los. Ao dar vida a uma fantasia, o grande erro é achar que ela deva ser verdadeira demais. Isso chegaria às raias do bizarro, que é divertido, mas raramente "sedutor". Pelo contrário, o que você precisa é o que Freud chamou de "o estranho", algo que é desconhecido e familiar ao mesmo tempo, como um *déjà-vu*, ou uma lembrança de infância – qualquer coisa ligeiramente irracional ou irreal. O estranho, a mistura do real com o irreal, tem um poder imenso sobre a nossa imaginação. As fantasias a que você dá vida para os seus alvos não devem ser bizarras ou excepcionais; devem ter raízes na realidade, com uma leve sugestão do estranho, do teatral, do oculto (falando de destino, por exemplo). Você faz as pessoas lembrarem vagamente de alguma coisa da infância delas, ou do personagem de um livro ou filme.

Numa noite, Paulina Bonaparte, irmã de Napoleão, deu uma festa na sua casa. Mais tarde, um simpático oficial alemão se aproximou dela no jardim e lhe pediu ajuda para transmitir um pedido ao imperador. Paulina prometeu fazer o possível e, depois, com uma expressão bastante misteriosa, lhe disse para voltar àquele mesmo lugar na noite seguinte. O oficial voltou e foi recebido por uma jovem mulher que o conduziu a uns aposentos próximos ao jardim e depois a um magnífico salão, completo, com uma banheira extravagante. Momentos depois, outra jovem mulher entrou por uma porta lateral,

Pois este estranho não é na realidade nada de novo ou alheio, mas algo que é familiar e antigo – estabelecido na mente e que dela se tornou alienado apenas pelo processo de repressão. Essa referência ao fato de repressão nos permite, além do mais, compreender a definição de Schelling para o estranho como algo que deveria ter permanecido oculto, mas que veio à luz. (...) Há mais um ponto de aplicação geral que eu gostaria de acrescentar. (...) É que o efeito estranho é com frequência e facilmente produzido quando a distinção entre imaginação e realidade se apaga, como quando algo que até então consideramos como imaginário

vestida com roupas diáfanas. Era Paulina. Soaram sinetas, cordas foram puxadas e criadas surgiram, preparando o banho, dando ao oficial um roupão e desaparecendo. O oficial mais tarde descreveu a noite como algo saído de um conto de fadas, e ele teve a sensação de que Paulina estava intencionalmente representando o papel de alguma sedutora mítica. Paulina era bonita e poderosa o suficiente para ter quase todos os homens que quisesse, e não estava interessada simplesmente em atrair um homem para a cama; ela queria envolvê-lo numa aventura romântica, seduzir a sua mente. Parte da aventura era a sensação de que ela estava representando um papel, e convidava o seu alvo para compartilhar dessa fantasia.

Representar papéis é muito agradável. Essa atração tem origem na infância, quando aprendemos a emoção de experimentar diferentes papéis, imitando os adultos ou personagens fictícios. Quando crescemos e a sociedade define o papel que vamos representar, uma parte de nós anseia pelo espírito brincalhão que tivemos um dia, pelas máscaras que fomos capazes de usar. Ainda queremos brincar disso, representar um papel diferente na vida. Satisfaça esse desejo dos seus alvos dei-

surge diante de nós na realidade, ou quando um símbolo assume as plenas funções do objeto que simboliza e assim por diante. É esse fator que contribui não pouco ao efeito estranho associado às práticas mágicas. O elemento infantil nisso, que também domina a mente dos neuróticos, é a ênfase excessiva da realidade psíquica em comparação com a realidade material – uma característica intimamente aliada à crença na onipotência dos pensamentos.

– Sigmund Freud, "The Uncanny", em *Psychological Writings and Letters*

xando evidente, primeiro, que você está representando um papel, depois convidando-os a dividir com você uma fantasia. Quanto mais você fizer as coisas parecerem uma brincadeira ou ficção, melhor.

Quando nossas emoções estão comprometidas, temos dificuldade em enxergar as coisas como elas são. Sentimentos nublam a nossa visão, nos fazendo enfeitar os acontecimentos para que coincidam com os nossos desejos. Para fazer as pessoas acreditarem nas ilusões que você criou é preciso alimentar as emoções sobre as quais elas têm menos controle. Geralmente o melhor jeito de fazer isso é constatar quais são seus desejos não satisfeitos, seus anseios que aguardam para serem realizados. Talvez eles queiram ver a si próprios como nobres ou românticos, mas a vida os frustrou. Talvez queiram uma aventura. Se algo parece validar seus desejos, tornam-se emotivos e irracionais, perto de uma alucinação. Poucas pessoas têm o poder de não se deixarem enganar por uma ilusão na qual querem desesperadamente acreditar.

Símbolo: *Xangri-Lá. Todos guardam em suas mentes a visão de um lugar perfeito onde as pessoas são gentis e nobres, onde seus sonhos e desejos podem se realizar, onde a vida é repleta de aventuras e romance. Conduza o seu o alvo até lá, dê-lhe um vislumbre do Xangri-Lá por entre a névoa da montanha, e ele se apaixonará.*

15
Isole a vítima

A pessoa isolada é fraca. Ao isolar lentamente as suas vítimas, você as torna mais vulneráveis à sua influência. Afaste-as do seu meio ambiente natural, dos seus amigos, da família, do seu lar. O isolamento delas pode ser psicológico: ao encher os seus campos visuais com a agradável atenção que você lhes dedica, você exclui tudo o mais que estiver na mente delas. O isolamento também pode ser físico: você as afasta de seus ambientes normais, seus amigos, família, lar. Faça com que se sintam marginalizadas, no limbo – elas estão deixando para trás um mundo e entrando em outro. Uma vez isoladas, elas não têm nenhum apoio externo e, confusas, são facilmente desencaminhadas. Atraia os seduzidos para o seu covil, onde nada lhes é familiar.

CHAVES PARA A SEDUÇÃO

As pessoas ao seu redor podem parecer fortes, e mais ou menos no controle de suas vidas, mas isso não passa de fachada. Por baixo, são mais frágeis do que se revelam. O que as faz parecer fortes é a quantidade de ninhos e redes de segurança com que se envolvem – seus amigos, suas famílias, suas rotinas diárias, que lhes dão uma sensação de continuidade, segurança e controle. Puxe de repente o tapete delas, largue-as sozinhas num lugar estranho onde os sinalizadores familiares desapareceram ou foram misturados e você verá uma pessoa diferente.

Coloque-os num local onde não tenham para onde ir, e eles morrerão antes de fugir.

– Sun-Tzu

Um alvo forte e equilibrado é difícil de seduzir. Mas até as pessoas mais fortes se tornam vulneráveis se você puder isolá-las de seus ninhos e redes de segurança. Bloqueie seus amigos e família com sua presença constante, afaste-os do mundo a que estão acostumados e leve-os a lugares que não conhecem. Faça com que passem um tempo no *seu* ambiente. Perturbe deliberadamente os seus hábitos, consiga que façam coisas que nunca fizeram. Eles se tornarão emotivos, ficando mais fácil desencaminhá-los.

Disfarce tudo isso como se fosse uma experiência agradável, e seus alvos acordarão um dia longe de tudo que normalmente os conforta. E aí eles se voltarão para você pedindo ajuda, como uma criança que chora pela mãe quando as luzes se apagam. Na sedução, como na guerra, o alvo isolado é fraco e vulnerável.

Os seus maiores inimigos numa sedução quase sempre são as famílias e os amigos dos seus alvos. Eles não pertencem ao seu círculo e são imunes aos seus encantos; podem ser a voz da razão para o seduzido. Você precisa trabalhar em silêncio e sutilmente para afastar a sua vítima dessas pessoas. Insinue que invejam a sorte dela ao conhecer você, ou que são figuras paternas que perderam o gosto pela aventura. Este último argumento funciona às mil maravilhas com os jovens, cujas identidades são fluidas e mais dispostas a se rebelar contra qualquer figura de autoridade, principalmente se forem os pais. Você representa excitação e vida; os amigos e os pais são o hábito e o tédio.

Nossos apegos ao passado são uma barreira para o presente. Até as pessoas que deixamos para trás continuam a ter um domínio sobre nós. Como um sedutor, você será confrontado com o passado, comparado com os pretendentes anteriores, talvez considerado inferior. *Não deixe que as coisas cheguem a esse ponto.* Exclua o passado com suas atenções no presente. Se necessário, descubra como desmerecer seus ex-amores – sutilmente, ou não, dependendo da situação. Chegue mesmo a ponto de reabrir antigas feridas, fazendo-as sentir a dor antiga e vendo, pelo contraste, que o presente é bem melhor. Quanto mais você as isolar do passado, mais fundo elas mergulharão com você no presente.

Hoje em dia muitos de nós somos sobrecarregados por todo tipo de responsabilidade. Uma parede se forma ao nosso redor – estamos imunes à influência de outras pessoas porque estamos preocupados demais. Para seduzir seus alvos você precisa tirá-los suavemente dos assuntos que preenchem suas mentes. E, geralmente, o que os tira de suas paredes de castelos com mais facilidade é um sopro do exótico. Ofereça algo não familiar que os fascine e prenda suas atenções. Seja diferente em seus modos e na sua aparência, e os envolva devagar no seu mundo incomum. Não se preocupe se a ruptura que você representa os deixar emotivos – é uma prova da crescente fraqueza deles. A maioria das pessoas é ambivalente: por um lado, confortam-se com

Minha criança, minha irmã, sonho / Como tudo pareceria doce / Se juntos nessa boa terra fôssemos viver, / E ali amar lenta e sempre, / Ali amar e morrer entre / Esses cenários que espelham você, esse suntuoso clima. / Sóis afogados que ali cintilam / Pelo ar amarfanhado de nuvens / Comovem-me com um tal mistério ao surgirem / Dentro desses outros céus / De seus olhos traiçoeiros / Quando os contemplo brilhando por entre suas lágrimas. / Ali, ali é só graça e proporção, Riqueza, quietude e prazer. (...) / Veja, protegida das enchentes / Ali entre tranquilos canais / Esses barcos sonolentos que sonham sair velejando, / É para satisfazer / O seu derradeiro prazer, eles se inclinam / Para cá atravessando todas as águas do mundo. O sol ao findar do dia / Veste os campos de feno, / Depois os canais e, por fim, a cidade inteira / De jacintos e ouro: Lentamente a terra adormece / Sob um mar de delicado fogo. / Ali, ali é só graça e proporção, / Riqueza, quietude e prazer. (...)

– CHARLES BAUDELAIRE, *AS FLORES DO MAL*

seus hábitos e deveres; por outro, entediam-se e aguardam por algo que pareça exótico, que pareça vir de um outro lugar. Quanto mais você os atrair para seu mundo estranho, mais isolados eles ficarão. No momento em que perceberem o que está acontecendo, será tarde demais.

A chave para isolar psicologicamente o seu alvo é dar imensa atenção a ele, fazer com que ele sinta que não há mais nada no mundo além de vocês dois. Não dê tempo a ele para que se preocupe, suspeite ou resista a você; inunde-o com o tipo de atenção que afasta qualquer outro pensamento ou problema. O efeito em seu ego será inebriante, e ele experimentará o isolamento como algo prazeroso.

O princípio de isolamento pode ser usado literalmente levando o alvo para um local exótico. O perigo de viajar é que seus alvos ficam intimamente expostos a você – fica difícil manter o ar de mistério. Mas se você levá-los para um lugar fascinante o suficiente para distraí-los, você evitará que eles foquem em qualquer coisa banal do seu caráter.

O poder sedutor do isolamento transcende a esfera sexual. Ao entrarem para o círculo dos dedicados seguidores de Mahatma Gandhi, os novos adeptos eram encorajados a cortar seus laços com o passado – com suas famílias e amigos. Esse tipo de renúncia tem sido uma exigência de muitas seitas religiosas ao longo dos séculos. Quem se isola dessa forma fica muito mais vulnerável a influências e persuasões. Um político carismático alimenta e até incentiva os sentimentos de alienação das pessoas.

Finalmente, em algum momento durante a sedução deve estar associada uma ideia de risco. Seus alvos devem sentir que estão ganhando uma grande aventura seguindo você, mas que também perdem alguma coisa – uma parte do seu passado, do seu querido conforto. Incentive com energia esses sentimentos ambivalentes. Um pouco de medo é o tempero adequado; embora em excesso ele possa ser debilitante, em pequenas doses nos faz sentir que estamos vivos. Como lançar-se de um avião em pleno voo, é excitante, uma emoção, e ao mesmo tempo assusta. E a única pessoa que está ali para interromper a queda, ou apará-los, é você.

Símbolo: *O Flautista de Hamelin. Um sujeito alegre com sua capa vermelha e amarela atrai as crianças de suas casas com os delicados sons de sua flauta. Encantadas, elas não percebem que já caminharam muito, que estão muito distantes de suas famílias. Nem notam a caverna para onde ele acaba levando-as, e que se fecha para sempre atrás delas.*

16
Prove quem você é

A maioria das pessoas quer ser seduzida. Se resistem, na certa é porque você não se esforçou o bastante para dissipar as suas dúvidas – sobre os seus motivos, sobre a sinceridade dos seus sentimentos e outras coisas mais. Uma ação no momento oportuno, que mostre até onde você está disposto a ir para conquistá-las, acabará com as incertezas. Não se preocupe em parecer tolo ou estar cometendo um engano – qualquer tipo de ação que seja um sacrifício pessoal e em benefício dos seus alvos os deixará tão emocionados que não perceberão mais nada. Nunca se mostre desencorajado com a resistência das pessoas, nem se queixe. Pelo contrário, enfrente o desafio fazendo algo que seja radical ou cavalheiresco. Inversamente, estimule os outros para que provem quem são, tornando-se você mesmo difícil de alcançar, inatingível, algo pelo qual vale a pena lutar.

EVIDÊNCIA SEDUTORA

Qualquer um pode fazer farol, dizer coisas sublimes sobre os seus próprios sentimentos, insistir que se preocupa muito com a gente, e também com todas as pessoas oprimidas lá no extremo do planeta. Mas se nunca se comporta de uma forma que sustente o que diz, começamos a duvidar de suas intenções – talvez estejamos lidando com um charlatão, um hipócrita ou covarde. Elogios e palavras bonitas não passam daí. Chega uma hora em que você vai ter de mostrar a sua vítima alguma evidência, para igualar suas palavras com atos.

Essa evidência tem duas funções. Primeiro, acaba com qualquer dúvida que ainda persista a seu respeito. Segundo, uma ação que revele uma qualidade sua positiva já é, por si só, imensamente sedutora. Atos corajosos e altruístas provocam fortes e positivas reações emocionais. Não se preocupe, seus atos não precisam ser tão corajosos e altruístas a ponto de você perder tudo nesse processo. A simples aparência de nobreza muitas vezes já é o suficiente. De fato, num mundo onde as pessoas analisam demais e falam muito, qualquer tipo de ação tem um revigorante efeito sedutor.

O amor é uma espécie de guerra. Soldados relapsos, vão fazer outra coisa! É preciso mais do que covardes para guardar / Estes estandartes. Plantão noturno no inverno, longas marchas, todas as / Privações, todas as formas de sofrimento: isto é o que aguarda / O recruta que espera uma opção suave. Com frequência vocês estarão em Meio a / Aguaceiros, e acampados no chão / Nu. (...) É o amor eterno a sua ambição? Então deixe de lado o orgulho. / A entrada simples e direta pode lhe ser negada, / Portas trancadas, fechadas na sua cara – / Portanto esteja preparado a se esgueirar por uma claraboia no telhado, / Ou se

No decorrer de uma sedução, é normal encontrar resistência. Quanto mais obstáculos você vencer, é claro, maior o prazer no final, mas muitas seduções fracassam porque o sedutor não interpreta corretamente as resistências do alvo. Com frequência, você acaba desistindo sem se esforçar muito. Primeiro, compreenda uma lei básica da sedução: resistência é sinal de que as emoções da outra pessoa estão envolvidas. A única pessoa que você não pode seduzir é alguém distante e frio. A resistência é emocional, e pode se transformar no oposto, como no jiu-jítsu, a resistência física do adversário pode ser usada para derrubá-lo no chão. Se as pessoas resistem porque não confiam em você, um ato aparentemente altruísta, que mostre até onde você está disposto a ir para provar quem é, é um bom remédio. Se elas resistem porque são virtuosas, ou porque são fiéis a uma outra pessoa, melhor ainda – virtude e desejo reprimido são facilmente superados pela ação. Uma façanha cavalheiresca também ajuda a eclipsar os rivais em cena, já que a maioria das pessoas é tímida e, portanto, não costuma se arriscar.

Há duas maneiras de provar quem você é. Primeiro, a ação espontânea:

enfiar por uma janela do andar de cima. Ela ficará contente / Em saber que você está arriscando quebrar o pescoço, e por ela: isso / Dará a qualquer amante a prova certa do seu amor.

– Ovídio, *A arte de amar*

O homem diz: "(...) A fruta colhida no próprio pomar deve ser mais doce do que a obtida da árvore de um estranho, e o que foi alcançado com mais esforço tem mais valor do que aquilo que se ganha com pouco trabalho. Como diz o provérbio: 'Só há recompensa depois de muito esforço.'" A mulher diz: "Se não há recompensa sem muito esforço, você deve ficar exausto de tanto trabalhar para conseguir os favores que busca, visto que o que pede é uma grande recompensa." O homem diz: "Eu lhe darei todos os agradecimentos que conseguir expressar por tão sabiamente me prometer o seu amor quando eu tiver realizado grandes trabalhos. Que Deus não permita que eu, ou qualquer outro,

surge uma situação na qual o alvo precisa de ajuda, um problema tem de ser resolvido ou, simplesmente, ele ou ela quer um favor. Você não pode prever essas situações, mas deve estar preparado para elas, porque podem acontecer a qualquer momento. Impressione o alvo indo além do que é realmente necessário – sacrificando mais dinheiro, mais tempo, mais esforço do que ele esperava. Seu alvo muitas vezes usará esses momentos, ou até os provocará, como uma espécie de teste: você vai recuar? Ou enfrentará a situação? Você não pode hesitar ou recuar nem por um momento, ou tudo estará perdido. Se necessário, faça a ação parecer que lhe custou mais do que na realidade, com palavras, mas indiretamente – olhares exaustos, relatos divulgados por terceiros, o que for preciso.

Um segundo modo de se colocar à prova é com a ação corajosa que você planeja e executa com antecedência, sozinho e no momento certo – de preferência já no processo de sedução, quando qualquer dúvida que a vítima ainda tenha a seu respeito é mais perigosa do que no início. Escolha uma ação dramática, difícil, que revele o árduo trabalho e o tempo envolvido. O perigo pode ser extremamente sedutor. Leve com habilidade a vítima a uma crise, um momento de perigo, ou indiretamente a coloque numa posição desconfortável, e você poderá bancar o salvador, o cavalheiro galante. Os fortes sentimentos e emoções assim despertados podem ser facilmente redirecionados para o amor.

conquiste o amor de mulher tão valiosa sem antes alcançá-lo com muito esforço."

– Andreas Capellanus, *On Love*

Tornando a sua façanha a mais elegante e cavalheiresca possível, você elevará a sedução a um novo nível, despertará emoções profundas e ocultará qualquer segunda intenção que possa ter. Os sacrifícios que você está fazendo devem ser visíveis; falar deles, ou explicar o quanto lhe custaram, vai parecer que você está se vangloriando. Perca o sono, adoeça, desperdice um tempo precioso, coloque em jogo a sua carreira, gaste mais dinheiro do que tem. Você pode exagerar tudo isso para obter um efeito, mas que ninguém o pegue vangloriando-se ou sentindo pena de si mesmo; provoque o seu próprio sofrimento, e deixe que os outros vejam. Como quase todos no mundo parecem agir por interesse, o seu ato nobre e altruísta será irresistível.

Por fim, essa estratégia pode ser aplicada ao avesso, colocando o outro à prova. O calor da sedução aumenta com esses desafios – mostre-me que você me ama *de verdade*. Quando alguém (de qualquer sexo) se mostra capaz de enfrentar uma dificuldade, em geral se espera que a outra pessoa faça o mesmo, e a sedução aumenta. Ao colocar as pessoas à prova também, você eleva o seu próprio valor e encobre os seus defeitos. Seus alvos estão muito ocupados em provar quem são para notar as suas falhas e imperfeições.

Símbolo:

A Liça. Na arena, com seus brilhantes penachos e cavalos ajaezados, a dama observa os cavaleiros lutando por sua mão. Ela os ouviu declararem o seu amor de joelhos, suas intermináveis cantigas e belas promessas. São todos bons nisso. Mas aí a trombeta soa e tem início o combate. No torneio, não há fingimentos nem hesitações. O cavaleiro que ela escolher deve ter sangue no rosto e alguns membros quebrados.

17
Faça uma regressão

Quem já experimentou certo tipo de prazer no passado vai tentar repeti-lo ou revivê-lo. As lembranças mais arraigadas e agradáveis são em geral aquelas da primeira infância, e quase sempre inconscientemente associadas com uma figura paterna ou materna. Leve seus alvos de volta àquele ponto colocando-se no triângulo edipiano e posicionando-os como a criança carente. Sem perceberem a causa de suas reações emocionais, eles se apaixonarão por você. Por outro lado, você também pode regredir, deixando para eles o papel do pai que protege e cuida. De qualquer modo, você está oferecendo a suprema fantasia: a chance de ter um relacionamento íntimo com mamãe ou papai, filho ou filha.

Já insisti no fato de que a pessoa amada é um substituto do ego ideal. Duas pessoas que se amam estão intercambiando seus ideais de ego. Os dois se amam porque amam o ideal de si próprios no outro. Não haveria amor na face da Terra se esse espectro não existisse. Nós nos apaixonamos porque não conseguimos alcançar a imagem que representa os nossos melhores sentimentos ou o que há de melhor em nós mesmos. A partir desse conceito, é óbvio que o próprio amor só é possível num certo nível cultural ou depois de atingida uma certa fase do desenvolvimento da personalidade. A criação de um ego ideal em si marca o progresso humano.

A REGRESSÃO ERÓTICA

Como adultos, tendemos a supervalorizar a nossa infância. Na sua independência e impotência, as crianças sofrem de verdade, mas, quando ficamos mais velhos, esquecemos convenientemente isso e sentimentalizamos o suposto paraíso que deixamos para trás. Esquecemos a dor e lembramos apenas do prazer. Por quê? Porque as responsabilidades da vida adulta são um peso tão grande, às vezes, que ansiamos secretamente pela dependência da infância, por aquela pessoa que atendia a todas as nossas necessidades, assumia nossos cuidados e preocupações. Esse nosso sonho tem um forte componente erótico, pois o sentimento da criança que depende dos pais está carregado de subtons sexuais. Dê às pessoas uma sensação semelhante a esse sentimento protegido e dependente da infância e elas projetarão em você todos os tipos de fantasias, inclusive de amor e atração sexual que irão atribuir a alguma outra coisa. Não queremos admitir isso, mas desejamos muito regredir, despir o nosso exterior adulto e expressar as emoções infantis que permanecem sob a superfície.

Para praticar a regressão você precisa incentivar as pessoas a falarem de suas infâncias. A maioria fica muito feliz em atender a essa solicitação; e nossas lembranças são tão vívidas e emocionais que uma parte de nós regride só de falar sobre os primeiros anos de nossas vidas. Também, no decorrer da conversa, pequenos segredos escapam: nós revelamos todos os tipos de informações preciosas sobre nossas fraquezas e nossa constituição mental, informações que você precisa anotar e não esquecer. Você não deve acreditar em tudo que os seus alvos dizem; em geral eles enfeitam ou dramatizam demais os acontecimentos da infância. Preste atenção ao tom de voz, aos tiques nervosos ao falarem, e especialmente a tudo que não querem falar, a tudo que negam ou que os deixa emocionados. Muitas frases na verdade querem dizer o oposto: se dizem que odeiam o pai, por exemplo, pode ter certeza de que estão escondendo muitas frustrações – que na realidade amaram demais o pai deles, e talvez nunca tivessem recebido o que desejavam dele. Fique atento a temas e histórias recorrentes.

Quando as pessoas estão plenamente satisfeitas com suas verdadeiras identidades, o amor é impossível. A transferência do ego ideal para uma pessoa é o traço mais característico de amor.

– THEODOR REIK, *OF LOVE AND LUST*

Com as informações que obteve, agora você pode começar a fazer a regressão. Talvez você tenha descoberto um forte apego por um dos pais, por um irmão, um professor, o primeiro namorado ou primeira namorada, a pessoa que lance uma sombra sobre a sua vida no presente. Sabendo o que nessa pessoa os afetou tanto, você pode assumir o seu papel. Ou talvez você tenha sabido de uma imensa lacuna na sua infância – um pai omisso, por exemplo. Você age como esse pai agora, mas substitui a negligência original pela atenção e o afeto que o pai verdadeiro jamais supriu.

Há quatro tipos de regressão que você pode fazer.

A Regressão Infantil. O primeiro vínculo – o da mãe com o seu bebê – é o mais forte. Ao contrário dos outros animais, os bebês humanos vivem um longo período de incapacidade durante o qual dependem de suas mães, criando um apego que influencia o resto de suas vidas. A chave para fazer essa regressão é reproduzir a noção de amor incondicional da mãe pelo filho. Jamais julgue seus alvos – deixe-os fazer o que quiserem, inclusive se comportar mal; ao mesmo tempo, cerque-os de amorosa atenção, mime-os com conforto.

Regressão Edipiana. Depois do vínculo entre a mãe e o bebê vem o triângulo edipiano de mãe, pai e filho. Esse triângulo se forma durante a fase das primeiras fantasias eróticas da criança. O menino quer a mãe só para ele, a menina quer o mesmo do seu pai, mas eles nunca conseguem que as coisas sejam exatamente assim porque terão sempre de competir com as ligações do pai com a mãe ou da mãe com o pai, e também deles com os outros adultos. O amor incondicional desapareceu; agora, inevitavelmente, o pai ou a mãe terá de negar o que a criança deseja. Leve sua vítima de volta a essa fase. Faça o papel paterno ou materno, seja amoroso, mas também ralhe às vezes e imponha uma certa disciplina. As crianças na verdade adoram um pouco de disciplina – sentem com isso que o adulto se preocupa com elas. E crianças adultas também adoram se você misturar o seu carinho com um pouco de rigidez e castigo.

Lembre-se de incluir um componente erótico no seu comportamento paterno ou materno. Agora não só o seu alvo está tendo a mãe ou pai só para ele, como está conseguindo algo mais, algo antes proibido, mas que agora é permitido.

A Regressão do Ego Ideal. Quando crianças, quase sempre compomos um personagem ideal com nossos sonhos e ambições. Primeiro, essa figura ideal é a pessoa que gostaríamos de ser. Nós nos imaginamos como corajosos aventureiros, personagens românticos. Depois, na adolescência, passamos a prestar atenção nos outros, muitas vezes projetando neles os nossos ideais. O primeiro garoto ou garota por quem nos apaixonamos pode parecer ter as qualidades ideais que desejamos para nós mesmos, ou talvez nos faça sentir que somos capazes de representar para ele ou para ela esse papel ideal. A maioria de nós carrega por onde vai esse personagem idealizado. Ficamos intimamente desapontados com a quantidade de concessões que tivemos de fazer, com o ponto a que chegamos tão abaixo do que imaginávamos. Faça os seus alvos sentirem que estão vivendo esse ideal da juventude, e chegando mais perto de serem a pessoa que gostariam de ser, e você fará um tipo diferente de regressão, criando um sentimento que faz lembrar o da adolescência. O seu relacionamento com o seduzido é, neste caso, mais equilibrado do que nos tipos anteriores de regressão – mais parecido com o afeto entre irmãos. De fato, o ideal com frequência tem como modelo um irmão ou uma irmã. Para criar esse efeito, empenhe-se para reproduzir o estado de espírito intenso, inocente de uma jovial paixão.

A Regressão Paterna Inversa. Aqui é você quem regride: você intencionalmente representa o papel da criança engraçadinha, adorável, mas também cheia de energia sexual. Os mais velhos sempre acham os mais novos incrivelmente sedutores. Na presença de pessoas jovens, eles sentem voltar um pouco da própria juventude, mas são de fato mais velhos, e misturado ao revigoramento que sentem na companhia de gente mais nova está o prazer de representar o papel de pai ou de mãe.

Símbolo:

A Cama. Deitada sozinha na cama, a criança se sente desprotegida, com medo e carente. No quarto ao lado, está a cama dos pais. Ela é grande e proibida, local de coisas sobre as quais você não deve saber. Faça o seduzido sentir as duas coisas – impotência e transgressão – quando você o colocar para dormir.

18

Provoque o que é transgressão e tabu

Há sempre limites sociais para o que se pode fazer. Alguns deles, os tabus mais elementares, datam de séculos; outros são mais superficiais, definindo simplesmente comportamentos polidos e aceitáveis. Fazer com que seus alvos sintam que você os está levando a transgredir um ou outro tipo de limite é imensamente sedutor. As pessoas anseiam por explorar os seus lados obscuros. Nem tudo no amor romântico deve ser suave e delicado; sugira que você possui um traço cruel, sádico. Você não respeita diferenças de idade, casamentos, vínculos familiares. Depois que o desejo de transgredir tiver atraído os seus alvos até você, será difícil fazê-los parar. Leve-os até mais longe do que eles imaginaram – o sentimento em comum de culpa e a cumplicidade criarão um poderoso vínculo.

CHAVES PARA A SEDUÇÃO

Sociedade e cultura baseiam-se em limites – este tipo de comportamento é aceitável, aquele não. Os limites são fluidos e mudam com o tempo, mas há sempre limites. A alternativa é a anarquia, a indisciplina da natureza, que tememos. Mas somos animais estranhos: assim que um limite qualquer é imposto, física ou psicologicamente, ficamos na mesma hora curiosos. Uma parte de nós quer avançar além desse limite, explorar o que é proibido.

Se, quando crianças, nos dizem para não passarmos de um certo ponto no bosque, é lá exatamente que queremos ir. Mas crescemos, e nos tornamos polidos e deferentes; uma quantidade cada vez maior de limites complica as nossas vidas. Mas não confunda polidez com felicidade. Ela encobre a frustração, concessões indesejadas. Como explorar o lado obscuro da nossa personalidade sem incorrer em punição ou ostracismo? Ele vaza em nossos sonhos. Às vezes acordamos com uma sensação de culpa pelo assassinato, incesto, adultério, violência que acontece nos nossos sonhos, até percebermos que ninguém precisa saber disso além de nós mesmos. Mas dê a uma pessoa a sensação de que ao seu lado ela terá

Corações e olhares viajam por caminhos que sempre lhes deram alegrias, e se alguém tenta estragar a brincadeira, só os fará ainda mais apaixonados, sabe Deus (...) assim foi com Tristão e Isolda. Assim que tiveram proibidos os seus desejos, e foram impedidos de gozar um ao outro por espiões e guardas, começaram a sofrer intensamente. O desejo agora os atormentava seriamente com sua magia, muitas vezes pior do que antes; a necessidade que um sentia do outro era mais dolorida e urgente do que nunca. As mulheres fazem muitas coisas só por serem proibidas, que certamente não fariam se não fosse assim. (...)

Deus Nosso Senhor deixou Eva livre para fazer o que quisesse com todos os frutos, flores e plantas existentes no Paraíso, exceto um, que lhe proibiu de tocar sob pena de morte. (...) Ela pegou o fruto e desobedeceu o mandamento de Deus (...) mas hoje acredito firmemente que Eva não teria feito isso se não lhe fosse proibido.

– GOTTFRIED VON STRASSBURG, *TRISTAN UND ISOLDE*, CITADO EM ANDREA HOPKINS, *THE BOOK OF COURTLY LOVE*

uma chance de explorar os limites extremos do comportamento aceitável, polido; com você ela pode expressar parte da sua personalidade enclausurada, e você tem os ingredientes para uma sedução intensa e profunda.

Você terá de ir além da simples provocação com uma fantasia difícil de captar. O choque e o poder sedutor virão da realidade que você lhes está oferecendo. Como Byron, num determinado ponto você pode empurrá-los mais adiante ainda do que eles querem ir. Se foram atrás de você por simples curiosidade, podem estar temerosos ou hesitantes, mas depois de fisgados acharão difícil resistir a você, pois não é fácil retornar a um limite depois que ele é transgredido e superado.

Assim que as pessoas percebem que uma coisa é proibida, algo dentro delas vai querer essa coisa. É o que faz o homem casado ou a mulher casada serem alvos tão apetitosos – quanto mais alguém é proibido, maior é o desejo.

Como o que é proibido é desejado, de alguma forma você deve passar a ideia de que é proibido. A maneira mais espalhafatosa de fazer isso é ter um comportamento que possa lhe conferir uma aura misteriosa e proibida. Teoricamente, você é alguém a ser evitado; de fato você é irresistivelmente sedutor. Dê ênfase ao seu lado escuro e causará um efeito semelhante. Para os seus alvos, estar envolvido com você significa ir além dos seus limites, fazer algo feio e inaceitável – para a sociedade, para seus pares. Para muitos, isso é motivo para morderem a isca.

O duque de Richelieu, o grande libertino do século XVIII, tinha uma predileção por meninas e, com frequência, acentuava a sedução envolvendo-as num comportamento transgressor, a que os jovens são particularmente suscetíveis. Por exemplo, ele dava um jeito de entrar na casa da moça e atraí-la para a cama; os pais estavam lá embaixo no salão, acrescentando o tempero adequado. Às vezes, ele agia como se estivessem prestes a ser descobertos, o susto momentâneo acentuando a emoção geral. Em todos os casos, ele tentava colocar a moça contra os pais, ridicularizando o zelo religioso deles, o puritanismo ou o comportamento beato. A estratégia do duque era atacar os valores mais caros de seus alvos – precisamente aqueles que representam um limite. Numa pessoa jovem, vínculos familiares, religiosos e outros semelhantes são úteis para o sedutor; os jovens quase nem precisam de motivo para

Faz pouco tempo vi um garanhão controlado com firmeza / Morder o freio e disparar / Como um raio – mas assim que ele sentiu afrouxar as rédeas, / Largadas sobre a sua crina esvoaçante, / Parou de repente. Eternamente nos irritamos com as restrições, cobiçando / O que é proibido. (Vejam como o doente proibido de imersão não sai de perto da casa de banhos.) (...) Desejo / Cresce pelo que está fora de alcance. O ladrão é atraído / Por instalações à prova de furto. Quantas vezes o amor / Se alimenta da aprovação de um rival? Não é a beleza da sua esposa, mas / A sua própria paixão por ela que nos atrai – ela deve / Ter alguma coisa para tê-lo fisgado.

A moça trancada pelo / Marido não é casta, mas perseguida, o medo dela / É uma atração maior do que a sua aparência. Paixão ilícita – goste / Ou não – é mais doce. Fico aceso / Quando a moça diz: "Estou assustada."

– OVÍDIO, *THE AMORES*

A baixeza atrai a todos.

– JOHANN WOLFGANG GOETHE

se rebelarem contra eles. A estratégia, entretanto, pode ser aplicada a pessoas de qualquer idade; para cada valor profundamente respeitado existe um lado sombrio, uma dúvida, um desejo de explorar o que esses valores proíbem.

O amor deve ser terno e delicado, mas de fato pode liberar emoções violentas e destrutivas; a possível violência do amor, o modo como rompe com a nossa sensatez habitual, é exatamente o que nos atrai. Aborde o lado violento do romance misturando um traço de crueldade nas suas atenções ternas, particularmente nos últimos estágios da sedução, quando o alvo estiver nas suas garras. Um envolvimento masoquista pode representar uma grande libertação transgressora.

Quanto mais ilícita parecer a sua sedução, mais forte o efeito. Dê aos seus alvos a sensação de estarem cometendo um crime, um ato cuja culpa vão dividir com você. Crie momentos públicos em que vocês dois sabem de alguma coisa que os outros ao redor desconhecem. Podem ser frases e olhares que só vocês reconhecem, um segredo. É importantíssimo tirar proveito dessas tensões em público, criando uma ideia de cumplicidade e conspiração contra o mundo.

As pessoas podem estar se esforçando para remover restrições ao comportamento privado, para tornar tudo mais livre, mas isso só torna a sedução mais difícil e menos excitante. Faça o possível para reintroduzir um sentimento de transgressão e crime, mesmo que seja apenas psicológico ou ilusório. É preciso haver obstáculos a serem vencidos, normas sociais de que zombar, leis a desrespeitar, antes que se possa consumar a sedução. Pode parecer que uma sociedade permissiva imponha poucos limites; descubra alguns. Sempre haverá limites, vacas sagradas, padrões de comportamento – interminável munição para despertar transgressões e tabus.

Símbolo: *A Floresta.*

Diz-se às crianças para não entrarem na floresta que fica do outro lado dos limites seguros de suas casas. Lá não há lei, apenas mato, animais selvagens e criminosos. Mas à chance de explorar, ao fascínio da escuridão e à coisa proibida é impossível resistir. E, uma vez lá dentro, elas querem entrar cada vez mais.

19
Use iscas espirituais

Todo mundo tem dúvidas e inseguranças – sobre o próprio corpo, o seu valor pessoal, a sua sexualidade. Se a sua sedução apelar exclusivamente para o que é físico, você despertará essas dúvidas e vai deixar seus alvos constrangidos. Em vez disso, seduza-os de forma a fazê-los esquecerem as inseguranças e se concentrarem em algo mais sublime e espiritual; uma experiência mística, uma obra de arte grandiosa, o oculto. Tire vantagem das suas qualidades divinas; afete um ar de descontentamento com coisas mundanas; fale das estrelas, do destino, de caminhos ocultos que unem você e o objeto da sedução. Perdido na névoa espiritual, o alvo se sentirá leve e desinibido. Aumente o efeito da sua sedução fazendo com que o seu clímax sexual pareça a união espiritual de duas almas.

CHAVES PARA A SEDUÇÃO

A religião é o sistema mais sedutor que a humanidade já criou. A morte é o que mais tememos e a religião nos oferece a ilusão de que somos imortais, de que algo em nós irá sobreviver. A ideia de que somos uma parte infinitesimal de um vasto e indiferente universo é aterrorizante; a religião humaniza este universo, nos faz sentir importantes e amados. Não somos animais governados por impulsos incontroláveis, animais que morrem sem nenhuma razão aparente, mas criaturas feitas à imagem de um ser supremo. Nós também podemos ser sublimes, racionais e bons. Qualquer coisa que alimente um desejo ou uma ilusão almejada é sedutora e, nisso, nada se compara com a religião.

O prazer é a isca que você usa para atrair uma pessoa para a sua teia. Mas não importa o quanto você seja esperto como sedutor, no fundo seus alvos sabem o objetivo do jogo, a conclusão física à qual você quer chegar. Você pode achar que seu alvo é uma pessoa sem repressões e louca por prazer, mas quase todos nós somos atormentados por um desconforto subjacente com relação a nossa natureza animal. A não ser que você saiba lidar com esse desconforto, a sua sedução, mesmo quando bem-sucedida a curto prazo, será superficial e temporária. Em vez disso, como Natalie Barney, tente capturar a alma do seu alvo, construir a base para uma sedução profunda e duradoura. Use a espiritualidade para atrair a sua vítima para o fundo da sua teia, fazendo o prazer físico parecer sublime e transcendente. A espiritualidade disfarçará as suas manipulações, sugerindo que o seu relacionamento é eterno e criando um espaço para o êxtase na mente da vítima. Lembre-se de que a sedução é um processo mental, e nada é mais mentalmente inebriante do que a religião, a espiritualidade e o oculto.

Como sedutor, use religião e espiritualidade como um artifício de distração. Convide a outra pessoa a adorar algo bonito no mundo. Pode ser a natureza, uma obra de arte ou uma religião exótica. Pode até ser uma causa nobre, um santo, um guru. As pessoas estão loucas para acreditar em algo. No processo, seus alvos se afastam de si próprios, conectando-se com algo maior, enquanto se distraem do elemento físico da sua sedução. Se você conseguir se parecer com o objeto de adoração – você é natural, estético, nobre e sublime –, seus alvos vão transferir a adoração para você. Eles mal vão notar a transição para algo mais físico e sexual. Do êxtase espiritual para o êxtase sexual é apenas um pequeno passo.

Finja um ar espiritual demonstrando um descontentamento com as banalidades da vida. Não é dinheiro, sexo ou sucesso o que mobiliza você; seus impulsos nunca são tão rasteiros. Não, algo muito mais profundo motiva você. Seja o que for, mantenha-o vago, deixando que o alvo imagine seus pensamentos ocultos. As estrelas, a astrologia, o destino são sempre assuntos atraentes; crie a sensação de que o destino uniu você e o seu alvo. Isso fará a sua sedução parecer mais natural. Num mundo onde há coisas demais sendo controladas e manufaturadas, a ideia de que o destino, a necessidade ou um poder mais alto está guiando o relacionamento de vocês é duplamente sedutora. Se quiser tecer motivos religiosos na trama da sua sedução, é sempre melhor escolher uma religião distante, exótica, com um ar levemente pagão. É fácil passar da espiritualidade pagã para o mundanismo pagão. Saber o momento oportuno conta: depois de despertar a alma de seus alvos, passe rapidamente para o

A idealização da estrela [de cinema] implica, é claro, uma correspondência espiritual. Fotografias geralmente retratam as estrelas pintando sob a inspiração do mais autêntico talento; ou agachadas em frente às suas estantes de livros para consultar um belo volume cuja maravilhosa lombada garante o valor espiritual. Ray Milland não esconde a elevação de suas preocupações: "Amo astronomia, amo refletir sobre a natureza e a possibilidade de vida em outros planetas. Meu livro favorito é sobre possíveis vegetações que podem existir na Lua..." Amor fabricado como esse é evidentemente criado à semelhança do amor dos próprios filmes: um sentimento passional impregnado de espiritualidade. É claro que o mito das estrelas não nega sexualidade. Sexualidade é sempre entendida. Nas colunas de fofocas, está sempre implícita nos milhares de "envolvimentos" ou nas "atrações violentas". Mas as estrelas fazem amor apenas como resultado de uma superioridade ou de um impulso desesperado da alma. Sacerdotisas do amor, elas o transcendem ao realizarem-no. Elas não podem se dar a perversões, isto é, para o prazer sem espiritualidade, exceto sob pena de serem banidas de Beverly Hills. Devem ao menos fingir... A estrela aproveita a vida e o amor em favor

físico, fazendo a sexualidade parecer uma mera extensão das vibrações espirituais que vocês estão experimentando. Em outras palavras, empregue a estratégia espiritual o mais próximo possível da hora do seu movimento ousado.

O espiritual não é exclusivamente o religioso ou oculto. É qualquer coisa que acrescente a sua sedução uma qualidade sublime, eterna. No mundo moderno, cultura e arte de um modo ou de outro tomaram o lugar da religião. Há duas maneiras de usar arte na sua sedução: primeiro, criá-la você mesmo, em homenagem ao alvo. Poesia que eles te inspiraram a escrever sempre funciona bem. Metade da atração que Picasso exercia sobre muitas mulheres era a esperança de que ele as imortalizasse em seus quadros – pois *Ars longa, vita brevis* (A arte é longa, a vida é breve), como se costumava dizer em Roma. Mesmo que o seu amor seja uma fantasia passageira, ao capturá-lo numa obra de arte você lhe confere uma ilusão sedutora de eternidade. A segunda maneira de usar a arte é fazer com que ela enobreça o romance, dando a sua sedução uma vantagem elevada. Leve suas vítimas ao teatro, à ópera, a museus, a lugares repletos de história e atmosferas.

Nesses locais, suas almas podem vibrar na mesma onda espiritual. É claro que você deve evitar obras de arte que sejam mundanas ou vulgares, chamando atenção para suas intenções. A peça, o filme ou o livro podem ser contemporâneos, até um pouco rudes, desde que contenham uma mensagem nobre e estejam associados a uma causa justa. Até um movimento político pode elevar espiritualmente. Lembre-se de ajustar as suas iscas espirituais ao alvo. Se ele foi mundano e cético, paganismo ou arte serão mais produtivos do que o oculto ou a piedade religiosa.

do mundo todo. Ela tem a grandeza mística da prostituta sagrada.

– Edgar Morin, *The Stars*

A espiritualidade, o amor de Deus, é uma versão sublimada do amor sexual. A linguagem dos místicos religiosos da Idade Média está cheia de imagens eróticas; a contemplação de Deus e do sublime pode produzir uma espécie de orgasmo mental. Não existe infusão mais sedutora do que a combinação do espiritual com o sexual, do superior com o inferior. Ao falar de questões espirituais, portanto, deixe a sua aparência e a sua presença física sugerirem sexualidade ao mesmo tempo. Faça a harmonia do universo e a união com Deus se confundirem com a harmonia física e a união entre duas pessoas. Se conseguir que o objetivo da sua sedução pareça uma experiência espiritual, estará acentuando o prazer físico e criando uma sedução de efeito profundo e permanente.

Símbolo:

As Estrelas no céu.
Objetos de adoração há séculos,
e símbolos do sublime e do divino. Ao
contemplá-las, ficamos momentaneamente
distraídos de tudo que é mundano e mortal.
Sentimos leveza. Eleve os pensamentos de seus
alvos até as Estrelas e eles não notarão o
que está acontecendo aqui na Terra.

20

Misture prazer com sofrimento

O maior erro na sedução é ser gentil demais. No início, talvez a sua gentileza seja encantadora, mas logo ela se torna monótona; você está se esforçando muito para agradar e parece inseguro. Em vez de afogar os seus alvos em delicadezas, tente infligir-lhes algum sofrimento. Cative-os com a atenção focalizada; depois mude de direção, parecendo de repente desinteressado. Faça-os se sentirem culpados e inseguros. Force um rompimento, submetendo-os a uma sensação de vazio e dor que lhe dará espaço de manobra – depois uma reaproximação, um retorno à gentileza anterior os deixará de pernas bambas. Quanto mais humilhação você criar, maior será o entusiasmo. Para aumentar a energia erótica, crie a excitação que o medo provoca.

Quanto mais alguém agrada em geral, menos agrada profundamente.

– STENDHAL, *DO AMOR*

CHAVES PARA A SEDUÇÃO

Quase todo mundo é mais ou menos polido. Aprendemos cedo a não dizer às pessoas o que realmente pensamos delas; sorrimos para suas piadas, mostramos interesse por suas histórias e problemas. É a única maneira de conviver com elas. Acaba virando um hábito; somos gentis até quando não é necessário. Tentamos agradar os outros, não pisar nos seus calos, evitar desavenças e conflitos.

A gentileza na sedução, entretanto, apesar de no início ela ser capaz de atrair alguém até você (ela tranquiliza e conforta), logo perde o efeito. O excesso de delicadezas pode literalmente empurrar o alvo para bem longe de você. O sentimento erótico depende de se criar tensão. Sem tensão, sem ansiedade e suspense não pode haver o sentimento de alívio, de verdadeiro prazer e alegria. Compete a você criar essa tensão no alvo, estimular sentimentos de ansiedade, levá-lo de um lado para o outro, de forma que o auge da sedução tenha real peso e intensidade. Livre-se, portanto, do seu desagradável hábito de evitar conflitos, o que, de qualquer maneira, não é uma coisa natural. Na maioria das vezes, você é gentil não por ser no fundo uma pessoa boa, mas porque tem medo de desagradar, por insegurança. Vença esse medo e, de repente, você tem opções – a liberdade para gerar sofrimento e, depois, como num passe de mágica, acabar com ele. Seus poderes sedutores aumentarão dez vezes.

As pessoas ficarão menos transtornadas com suas maldades do que você pode imaginar. No mundo atual, quase sempre estamos famintos de experiências. Queremos emoção, nem que ela seja negativa. O sofrimento que você causa em seus alvos, portanto, é estimulante – faz com que se sintam mais vivos. Eles têm alguma coisa de que se queixar, conseguem se fazer de vítimas. Como resultado, assim que você transforma dor em prazer, eles prontamente o perdoam. Desperte o ciúme deles, faça-os se sentirem inseguros, e a confirmação que depois você dará aos seus egos preferindo-os aos seus rivais é duplamente deliciosa. Lembre-se: é mais perigoso deixar seus alvos entediados do que sacudi-los. Magoar as pessoas faz com que fiquem mais apegadas a você do que tratá-las com delicadeza. Crie tensão para poder aliviá-la. Se precisar de inspiração, descubra no alvo aquilo que mais irrita você e use isso como trampolim para um conflito tera-

"Certamente", disse eu, "já lhe disse muitas vezes que a dor exerce sobre mim uma atração peculiar, e nada alimenta mais a minha paixão do que a tirania, a crueldade e, acima de tudo, a infidelidade numa bela mulher."

– LEOPOLD VON SACHER-MASOCH, *VENUS IN FURS*

Oderint, dum metuant [Que me odeiem, desde que me temam], como se apenas o medo e o ódio se pertencessem, enquanto medo e amor nada tivessem a ver um com o outro, como se não fosse o medo que torna o amor interessante. Com que tipo de amor abraçamos a natureza? Não existe nele uma secreta ansiedade e horror, porque sua bela harmonia vive da indisciplina e da selvagem confusão, sua segurança, da perfídia? Mas é exatamente essa ansiedade que mais cativa. Assim também com o amor, para ser interessante. Por trás dele, deve remoer-se

pêutico. Quanto mais real a sua crueldade, mais eficaz ela é.

Há algo de estimulante no medo. Ele o faz vibrar de sensação, acentua a sua percepção, é intensamente erótico. Quanto mais perto do precipício o seu amado o levar, quanto mais próximo da sensação de que você poderá ser abandonada, mais atordoada e perdida você fica. Apaixonar-se é literalmente perder a razão – perder o controle, um misto de medo e excitação.

Jamais deixe seus alvos se sentirem muito à vontade com você. Eles precisam sentir medo e ansiedade. Mostrelhes uma certa frieza, um inesperado lampejo de raiva. Seja irracional, se necessário. Existe sempre uma carta de trunfo: um rompimento. Deixe que sintam que perderam você para sempre, faça-os temer terem perdido o poder de encantar você. Deixe esses sentimentos assentarem dentro deles por uns tempos, depois arranque-os do precipício. A reconciliação será intensa.

Muitos de nós têm desejos masoquistas sem perceber. É preciso que alguém nos cause algum tipo de dor para que esses desejos profundamente reprimidos aflorem. Você deve aprender a reconhecer os tipos de masoquistas ocultos que existem por aí, tem gente que acha que não merece nada de bom na vida e que, incapaz de lidar com o sucesso, está sempre se sabotando. Seja gentil com eles, admita que os admira, e eles se sentirão constrangidos, porque acham impossível estarem à altura dessa figura ideal que você nitidamente está imaginando. Esses autossabotadores reagem melhor com uma leve punição; repreenda-os, deixe-os conscientes de suas inadequações. Eles sentem que merecem essas críticas e, quando elas chegam, é com uma sensação de alívio. É fácil também fazer com que sintam culpa, um sentimento de que bem lá no fundo eles gostam.

Outras pessoas sentem as responsabilidades e deveres da vida moderna como um peso enorme, e estão ansiosas por largar tudo. Essas pessoas quase sempre estão à procura de alguém ou de alguma coisa para adorar – uma causa, uma religião, um guru. Faça com que adorem você. E há aqueles que querem bancar os mártires. Reconheça-os pela alegria que sentem em se lamentar, em achar que estão sempre com razão e injustiçados; depois dê-lhes motivo para se queixar. Lembre-se: aparências enganam. Quase sempre as pessoas que aparentam ser muito fortes podem no íntimo desejar ser punidas. De qualquer maneira, faça a dor vir seguida

a noite profunda e ansiosa de onde brota a flor do amor.

– Sören Kierkegaard, *Diário de um sedutor*

Em essência, o domínio do erotismo é o da violência, da violação. (...) Toda a questão do erotismo se resume em golpear o cerne mais íntimo do ser vivo, para que o coração pare. (...) Toda a questão do erotismo se resume em destruir o caráter retraído dos participantes como eles são em suas vidas normais. (...) Não devemos jamais esquecer que, apesar da felicidade que o amor promete, seu primeiro efeito é de um turbilhão de tristeza. A própria paixão satisfeita provoca uma agitação tão violenta que a felicidade envolvida, antes de ser uma felicidade a ser gozada, é tão grande a ponto de se parecer mais com o seu oposto, o sofrimento. (...) A semelhança com o sofrimento é ainda maior porque só ele revela a total importância do objeto amado.

– GEORGES BATAILLE, *EROTISM: DEATH AND SENSUALITY*

de prazer e você criará um estado de dependência que vai durar por muito tempo.

Como sedutor, você deve encontrar um jeito de baixar as resistências do outro. A abordagem de bajulação e atenção do encantador pode ser eficaz particularmente com o inseguro, mas pode levar alguns meses para dar certo, e também pode sair pela culatra. Para um resultado mais rápido e para derrubar mais pessoas inacessíveis, é preferível alternar crueldade e gentileza. Ao ser áspero, você cria tensões internas – seus alvos podem ficar chateados com você, mas, ao mesmo tempo, fazem questionamentos. O que fizeram para merecer sua aversão? Então, quando você for gentil, eles ficarão aliviados, mas também apreensivos por saberem que a qualquer momento podem decepcioná-lo de novo. Use esse padrão para mantê-los em suspense – temerosos de sua crueldade e propensos a mantê-lo gentil.

Finalmente, sua sedução nunca deve seguir um simples rumo em direção ao prazer e à harmonia. O clímax chegará muito rápido e o prazer será fraco. O que nos faz apreciar algo intensamente é o sofrimento prévio. Uma pincelada de morte nos deixa apaixonados pela vida; uma longa jornada torna o retorno para casa muito mais prazeroso. Sua tarefa é criar momentos de tristeza, desespero e angústia, para cultivar a tensão que permite um grande alívio. Não se preocupe se deixar pessoas com raiva; a raiva é um sinal de que você as fisgou. Tampouco tema ser deixado ao se tornar difícil – nós só abandonamos quem nos entedia. A jornada pela qual você leva a sua vítima pode ser tortuosa, mas nunca sem graça. A qualquer custo, mantenha seus alvos no limite da emoção. Crie altos e baixos suficientes e você vai desgastar seus últimos vestígios de força de vontade.

Símbolo: *O Precipício. Na beira de um rochedo, as pessoas costumam sentir vertigem, medo e ficar atordoadas. Por um momento, elas se imaginam caindo de cabeça. Ao mesmo tempo, em parte elas se sentem tentadas. Conduza seus alvos o mais perto possível da beirada, depois puxe-os de volta. Não existe emoção sem medo.*

21

Dê a eles espaço para a queda – O perseguidor é perseguido

Se os seus alvos se acostumarem a vê-lo como o agressor, oferecerão menos resistência e a tensão afrouxará. Você precisa acordá-los, virar o jogo. Quando estiverem sob o seu fascínio, dê um passo atrás e eles começarão a procurá-lo. Comece com um toque de indiferença, uma ausência inesperada, uma sugestão de que está ficando entediado. Provoque demonstrando interesse por outra pessoa. Nada disso deve ser feito de modo explícito; deixe apenas que percebam e a imaginação deles cuidará do resto, criando a dúvida que você deseja. Em breve vão querer possuí-lo fisicamente, e a prudência fugirá pela janela. O objetivo é fazê-los cair em seus braços por vontade própria. Crie a ilusão de que o sedutor está sendo seduzido.

CHAVES PARA A SEDUÇÃO

Visto que os humanos são criaturas naturalmente obstinadas e voluntariosas, e inclinadas a desconfiar dos motivos alheios, é natural, no decorrer de qualquer sedução, que o seu alvo lhe oponha alguma resistência. É raro, portanto, as seduções fáceis e sem contratempos. Mas, quando suas vítimas superam em parte as próprias dúvidas e começam a cair no seu feitiço, chega um ponto em que elas começam a ceder. Podem sentir que você as está conduzindo, mas estão gostando disso. Ninguém gosta de coisas complicadas e difíceis, e seu alvo vai esperar que a conclusão chegue logo. É aí, entretanto, que você precisa aprender a se controlar. Libere o clímax pelo qual esperam tão ansiosamente, sucumba à tendência natural de concluir logo a sedução, e você terá perdido uma chance de aumentar a tensão, de fazer as coisas ficarem mais difíceis. Afinal de contas, você não quer uma vitimazinha passiva para brincar; você quer que a pessoa seduzida empenhe toda a sua força de vontade, torne-se uma participante ativa na sedução. Você quer que ela o persiga, envolvendo-se de forma irremediável na sua teia nesse processo.

Omissões, recusas, desvios, trapaças, digressões e humildade – tudo visando a provocar este segundo estado, o segredo da verdadeira sedução. A sedução vulgar pode ser produto da persistência, mas a verdadeira sedução vem da ausência. (...) É como a esgrima: é preciso espaço para ludibriar o adversário. Nesta fase, o sedutor [Johannes], em vez de tentar se aproximar dela, procura manter distância com vários truques: não fala diretamente com ela, mas apenas com a tia, e só sobre assuntos triviais ou bobos; ele neutraliza tudo com ironia e disfarçado pedantismo; não responde a qualquer movimento feminino ou erótico, e até arruma para ela um falso pretendente para desencantá-la e enganá-la, até que ela toma a iniciativa e rompe o noivado, completando assim a sedução e criando a situação ideal para o seu total abandono.

– JEAN BAUDRILLARD, *SEDUCTION*

O único modo de conseguir isso é dando um passo atrás e deixando-a ansiosa.

Você já se retraiu estrategicamente antes (ver Capítulo 12), mas agora é diferente. O alvo está se deixando convencer por você e o seu recuo vai gerar ideias cheias de pânico: você está perdendo o interesse, a culpa é minha, devo ter feito alguma coisa. Em vez de pensarem que você os está rejeitando por conta própria, seus alvos vão querer interpretar assim, porque, se a causa do problema é alguma coisa que eles fizeram, eles têm o poder de reconquistá-lo mudando de comportamento. Por outro lado, se for uma simples rejeição, eles não têm controle sobre isso. As pessoas querem sempre preservar a esperança. Agora elas vão se aproximar de você, vão ficar agressivas, achando que isso vai adiantar. Elas vão elevar a temperatura erótica. Compreenda: a força de vontade de uma pessoa está diretamente associada a sua libido, ao seu desejo erótico. Quando suas vítimas estão passivamente esperando por você, os seus níveis eróticos estão baixos. Quando elas viram perseguidoras, envolvendo-se no processo, irradiando tensão e ansiedade, a temperatura sobe. Portanto, eleve-a o máximo possível.

Ao se retrair, seja sutil; você está injetando desconforto. Sua frieza e distanciamento devem ocorrer aos seus alvos quando estiverem sozinhos, na forma de uma dúvida venenosa que se infiltra em suas mentes. Será uma paranoia de geração espontânea. O seu recuo sutil os fará querer possuir você, portanto irão cair voluntariamente em seus braços sem que ninguém os empurre. Isso é diferente da estratégia do Capítulo 20, na qual você provoca feridas profundas, criando um padrão de dor e prazer. Lá, o objetivo era deixar suas vítimas fracas e dependentes; aqui, é torná-las ativas e agressivas. A estratégia que você vai preferir (as duas não podem ser combinadas) depende do que você quer e das tendências da sua vítima.

Eu recuo e, portanto, a ensino a ser vitoriosa ao me perseguir. Continuamente me recolho e, neste movimento para trás, eu a ensino a conhecer por meu intermédio todas as forças do amor erótico, os seus pensamentos tumultuados, a sua paixão, o que é a saudade e a esperança, e a impaciente expectativa.

– SÖREN KIERKEGAARD

Cada sexo tem suas próprias iscas sedutoras, que lhe ocorrem naturalmente. Quando você parece interessado em alguém, mas não reage sexualmente, isso perturba, e representa um desafio: essa pessoa vai encontrar um jeito de seduzir você. Para produzir esse efeito, primeiro revele um interesse por seus alvos, por meio de cartas ou sutil insinuação. Mas quando estiver na presença deles, assuma uma espécie de neutralidade assexuada. Seja cordial, até gentil, nada mais. Você os está forçando a se armarem com os encantos sedutores de seus sexos – justo o que você quer.

Nos estágios posteriores da sedução, deixe que seus alvos sintam que você está interessado por outra pessoa – essa é mais uma forma de recuar. Quando conheceu a jovem viúva Josefina de Beauharnais, em 1795, Napoleão Bonaparte ficou excitado com sua beleza exótica e com os olhares que ela lhe dirigia. Começou a frequentar suas recepções semanais e, para seu encanto, ela ignorava os outros homens e ficava ao seu lado, ouvindo atentamente o que ele dizia. Ele se viu apaixonado por Josefina, e tinha todos os motivos para acreditar que ela sentia o mesmo.

Então, uma noite, ela estava cordial e atenciosa, como de costume – exceto que se mostrava igualmente cordial com um outro homem que estava ali, um ex-aristocrata, como Josefina, o tipo de sujeito com quem Napoleão jamais poderia competir em boas maneiras e espirituosidade. Dúvidas e ciúmes começaram a surgir dentro dele. Como militar, ele sabia o valor de se manter na ofensiva, e, passadas algumas semanas de campanha rápida e agressiva, ele a teve só para si, acabando mesmo por se casar com ela. Claro que Josefina, uma esperta sedutora, tinha armado tudo. Ela não disse que estava interessada em outro homem, mas a simples presença dele na sua casa, um olhar aqui e outro ali, gestos sutis, deram a entender que era isso. Não existe maneira melhor de sugerir que você está perdendo o interesse. Deixe óbvio demais o seu interesse pelo outro, entretanto, e o tiro sai pela culatra. Essa não é uma ocasião interessante para você parecer cruel; dúvida e ansiedade são os efeitos que você quer. Torne o seu possível interesse pelo outro quase imperceptível a olho nu.

Depois que alguém estiver caído por você, qualquer ausência física criará desconforto. Você está literalmente abrindo espaço. Suas ausências nessa parte final da sedução devem parecer, no mínimo, um pouco justificadas. O que você está insinuando não é um fora fenomenal, mas uma leve dúvida: talvez você pudesse ter encontrado um motivo para ficar, quem sabe está perdendo o interesse, deve existir alguém. Na sua ausência, o valor que dão a você cresce. Vão esquecer suas faltas, perdoar seus pecados. Quando voltar, irão caçá-lo como você deseja. Será como se você tivesse renascido dos mortos.

Segundo o psicólogo Theodor Reik, aprendemos a amar apenas através da rejeição. Quando bebês, nossas mães nos enchem de amor – não conhecemos outra coisa. Um pouco mais crescidos, entretanto, começamos a sentir que esse amor não é incondicional. Se não nos comportarmos direito, se não as agradarmos, elas poderão negá-lo. A ideia de que a mãe poderá negar o seu afeto nos deixa cheios de ansiedade e, no princípio, com irritação – vamos lhe mostrar, vamos ter um acesso de raiva. Mas isso nunca dá certo e, aos poucos, percebemos que a única maneira de impedir que ela nos rejeite de novo é imitá-la – ser tão amoroso, gentil e afetuoso como ela é. Isso vai prendê-la profundamente a nós. O padrão fica entranhado em nós pelo resto de nossas vidas: ao experimentar uma rejeição ou frieza, aprendemos a cortejar e perseguir, a amar.

Recrie esse padrão primordial na sua sedução. Primeiro, cubra o seu alvo de afeto. Ele não saberá muito bem de onde vem, mas é uma sensação muito agradável e ele não vai querer perdê-la. Quando esse afeto desaparece, no seu recuo estratégico, ele viverá momentos de ansiedade e raiva, talvez com acessos de fúria, e aí vem a mesma reação infantil: a única maneira de reconquistá-lo, de tê-lo com certeza, será invertendo o padrão, imitar você, ser aquele que dá afeto, o que cede. É o terror da rejeição que vira o jogo.

Esse padrão irá se repetir muitas vezes, naturalmente, num romance ou relacionamento. Uma pessoa esfria, a outra corre atrás, depois por sua vez também esfria, transformando a primeira em perseguidora e assim por diante. Como um sedutor, não deixe isso ao acaso. Faça acontecer. Você está ensinando o outro a se tornar uma pessoa sedutora, assim como a mãe a seu modo ensinou o filho a retribuir o seu amor voltando-lhe as costas. Para seu próprio bem, aprenda a se divertir com esta inversão de papéis. Não banque simplesmente o perseguido, sinta prazer nisso, participe. O prazer de ser perseguido por sua vítima pode com frequência superar a emoção da caçada.

Símbolo: *A Romã.*

Cultivada com todo o cuidado e atenção, a romã começa a amadurecer. Não a colha antes da hora nem a arranque com força do galho – será dura e amarga. Deixe o fruto ficar pesado e suculento, depois recue – ele vai cair sozinho. É quando a polpa é mais deliciosa.

22
Use iscas físicas

Alvos com mentes ativas são perigosos. Quando percebem as suas manipulações, começam a desconfiar. Coloque suas mentes em repouso e desperte seus sentidos adormecidos, combinando uma atitude não defensiva com uma presença sexualmente energizada. Enquanto o seu ar frio e indiferente acalma as inibições, o seu olhar, a sua voz e porte – transpirando sexo e desejo – penetram sob a pele deles, agitando seus sentidos e elevando a sua temperatura. Jamais force o físico; pelo contrário, contagie seus alvos com o calor, atraindo-os para a luxúria. Induza suas vítimas a viver o momento – um presente intensificado no qual a moral, o discernimento e a preocupação com o futuro, tudo isso desaparece e o corpo sucumbe ao prazer.

CHAVES PARA A SEDUÇÃO

Agora, mais do que nunca, nossa mente vive num estado de constante distração, atravancada com infinitas informações, puxada em todas as direções. Muitos de nós reconhecem o problema: as pessoas escrevem artigos, concluem estudos, mas tudo isso significa apenas uma quantidade maior de informações para digerir. É quase impossível desligar uma mente com excesso de atividade; a tentativa só detona mais pensamentos – uma inevitável galeria dos espelhos. Quem sabe se recorrermos ao álcool, às drogas, à atividade física – qualquer coisa que nos ajude a diminuir o ritmo da mente, a estar mais presente no momento? A nossa insatisfação oferece ao sedutor hábil infinitas oportunidades. As águas a sua volta estão fervilhando de gente que busca algum tipo de alívio para o excesso de estímulo mental. O fascínio do prazer físico desimpedido as fará morder a sua isca, mas, quando rondar as águas, entenda: a única maneira de relaxar uma mente distraída é fazer com que ela focalize uma coisa só. O hipnotizador pede ao paciente para olhar fixo para um relógio que fica oscilando, de um lado para o outro. Quando o paciente se concen-

Célie: O que é o momento, e como o define? Porque devo dizer com toda a sinceridade que não o compreendo. O Duque: Uma certa disposição dos sentidos, tão inesperada quanto involuntária, que uma mulher pode dissimular, mas que, se percebida ou sentida por quem dela possa tirar vantagem, a coloca em grande risco de estar um pouco mais disposta do que pensava que deveria ou poderia estar.

– Crébillon Fils, *Le Hasard au Coin du Feu*, citado em Michel Feher, coord., *The Libertine Reader*

tra, a mente relaxa, os sentidos despertam, o corpo se dispõe a todos os tipos de sensações e sugestões novas. Como um sedutor, você é um hipnotizador, e o que está fazendo é conseguir que o alvo fique concentrado em você.

Ao longo de todo o processo sedutor você vem enchendo a mente do alvo. Cartas, lembrancinhas, experiências compartilhadas que mantêm você sempre presente, até quando não está lá. Agora, quando você passa para a parte física da sedução, deve ver seus alvos com mais frequência. Sua atenção deve ser mais intensa. Quanto mais seus alvos pensarem em você, menos ficarão distraídos pensando em trabalho e obrigações. Quando a mente focaliza uma coisa só, ela relaxa, e, quando a mente relaxa, todos aqueles pequenos pensamentos paranoicos que tendemos a ter – você gosta mesmo de mim, sou inteligente ou bonita o suficiente, o que acontecerá no futuro – desaparecem da superfície. Lembre-se: tudo começa com você. Não se distraia, esteja presente no momento e o alvo seguirá o seu exemplo. O olhar intenso do hipnotizador cria uma reação semelhante no paciente.

Quando o ritmo da mente superativada do alvo começa a diminuir, os

Quando, numa noite de outono, de olhos fechados, / Respiro a quente e misteriosa fragrância de seus seios, / Estendem-se diante de mim praias felizes, acariciadas / Pelo fulgor deslumbrante dos céus de um azul constante. E ali, sobre aquela calma e sonolenta ilha, / Crescem flores lascivas em meio a árvores fantásticas. / Ali, os homens são ágeis: as mulheres desses mares / Surpreendem com seus olhares que não conhecem malícia. Seu perfume transporta-me até lá como o vento: Vejo um porto apinhado de mastros e velas / Ainda exaustos do tumulto dos vendavais; / E na canção dos marinheiros que o vento traz / Vêm mesclados os odores do tamarindo, — / E toda a minha alma é perfume e melodia.

– CHARLES BAUDELAIRE, *AS FLORES DO MAL*

sentidos dele despertam e suas iscas físicas terão um poder duplicado. Agora um olhar inflamado os fará corar. Você tenderá a usar iscas físicas que funcionem basicamente sobre os olhos, o sentido em que mais confiamos na nossa cultura. Aparências físicas são críticas, mas você está atrás de uma agitação mais geral dos sentidos. Os sentidos estão interligados – um apelo ao olfato detonará o tato, um apelo ao tato detonará a visão: o contato casual ou "acidental" – melhor um esbarrar de pele do que algo mais vigoroso, por enquanto – vai provocar um solavanco e ativar o olhar. Module sutilmente a voz, torne-a mais lenta e profunda. Os sentidos ativados expulsarão pensamentos racionais.

Durante a sedução, você terá de pisar no freio a fim de intrigar e frustrar a vítima. Você mesmo terá se frustrado no processo, e estará no limite da ansiedade. Quando você perceber que seu alvo se apaixonou por você e que não há meios de voltar atrás, permita que os seus desejos frustrados fluam pelo seu sangue e o aqueçam. Desejo sexual é contagioso. Eles vão captar o seu calor e arder em resposta.

O sedutor conduz a vítima a um ponto em que ela revela sinais involuntários de excitação física que podem ser lidos em vários sintomas. Uma vez detectados esses indícios, o sedutor deve agir rapidamente, pressionando o alvo para se perder no momento – o passado, o futuro, todos os escrúpulos morais se esvaem no ar. Quando suas vítimas se perdem no momento, está tudo acabado – suas mentes, suas consciências não as controlam mais. O corpo cede ao prazer.

Ao conduzir suas vítimas para o momento, lembre-se de algumas coisas. Primeiro, uma aparência desordenada (cabelos despenteados, vestido amarfanhado) causa um efeito maior sobre os sentidos do que uma aparência arrumada. Ela sugere o quarto de dormir. Segundo, esteja alerta para os sinais de excitação física. Um rubor, a voz trêmula, lágrimas, um riso muito forçado, movimentos relaxados do corpo (qualquer tipo de espelhamento involuntário, os gestos deles imitando os seus), uma troca de palavras reveladora – são sinais de que a vítima está escorregando no momento, e é hora de fazer pressão.

Sedução, como a guerra, é muitas vezes um jogo de distanciamento e proximidade. Primeiro, você rastreia o inimigo a distância. Uma vez excitada a vítima, você rapidamente encurta a

Uma delicada desordem no vestir / Inspira nas roupas uma malícia: Um tecido de algodão jogado sobre os ombros / Em leve distração: Uma renda solta, aqui e ali / Escraviza o peitilho carmim: / Um punho negligente, e portanto / Fitas soltas em profusão: / Uma ondulação atraente (merecedora de nota) / Na tempestuosa anágua: Um cadarço de sapato descuidado, em cujo laço / Vejo uma selvagem civilidade: / Me enfeitiçam mais do que quando a arte / É precisa demais em todas as suas partes.

– Robert Herrick, citado em Peter Washington, coord., *Erotic Poems*

distância, passando ao combate corpo a corpo no qual não dará espaço para o inimigo recuar, nem tempo para ele pensar ou considerar a posição na qual você o colocou. Para eliminar o elemento medo, use elogios, faça o alvo se sentir mais feminino ou masculino, louve os seus encantos. É por culpa *deles* que você ficou mais físico e agressivo. Não existe isca física melhor do que fazer o alvo se sentir fascinante. A atividade física compartilhada – nadar, dançar, velejar – é sempre uma excelente isca. Nessas atividades físicas, a mente desliga e o corpo funciona segundo as suas próprias leis. O corpo do alvo seguirá a sua orientação, espelhará seus movimentos, até onde você quiser que ele vá.

No momento, todas as considerações morais se apagam e o corpo passa a um estado de inocência. Em parte, você pode criar esse sentimento com uma atitude irresponsável e descontraída. Quando chegar o momento de tornar a sedução física, esteja treinado para deixar de lado suas próprias inibições, dúvidas, sentimentos remanescentes de culpa e ansiedade. Sua confiança e seu desembaraço terão mais poderes para intoxicar a vítima do que todo o álcool que você poderia ministrar. Exiba leveza de espírito – nada o chateia, nada o assombra, você não toma nada como pessoal. Não fale de trabalho, deveres, casamento, passado ou futuro. Muitos outros farão isso. Não se preocupe com o que as pessoas pensam a seu respeito; não julgue seus alvos de forma alguma. Você os está conduzindo a uma aventura, livre das estruturas sociais e do julgamento moral. Com você eles podem realizar uma fantasia – o que para muitos pode ser a chance de ser agressivo ou transgressor, de experimentar o perigo. Portanto, livre-se da sua tendência a moralizar e julgar. Você atraiu o seu alvo para um mundo momentâneo de prazer – suave e cômodo, com todas as regras e tabus escapulindo pela janela.

Símbolo: *A Jangada. Flutuando mar afora, à deriva na corrente. Logo a praia desaparece de vista e vocês dois estão sozinhos. A água convida você a esquecer todos os cuidados e preocupações, a mergulhar. Sem âncora ou direção, desligado do passado, você se entrega à sensação de se deixar levar e, lentamente, perde todo o constrangimento.*

23

Domine a arte do movimento ousado

Chegou o momento: sua vítima nitidamente deseja você, mas não está pronta para admitir isso às claras, muito menos tomar alguma atitude a respeito. É o momento de deixar de lado o cavalheirismo, a gentileza e o coquetismo e conquistar com um movimento ousado. Não dê à vítima tempo para pensar nas consequências; crie conflito, gere tensão para que o movimento ousado venha como um grande alívio. Mostrar hesitação ou embaraço significa que você está pensando em si mesmo, ao contrário de estar dominado pelos encantos da vítima. Jamais se contenha ou faça concessões, achando que está sendo correto e atencioso; é hora de ser sedutor, não político. Alguém tem de ficar na ofensiva, e esse alguém é você.

CHAVES PARA A SEDUÇÃO

Considere a sedução como um mundo em que se entra, um mundo separado e distinto do real. As regras aqui são diferentes; o que funciona no dia a dia pode ter o efeito oposto na sedução. O mundo real caracteriza um impulso nivelador, democratizante, em que tudo tem de parecer, no mínimo, mais ou menos igual. Um desequilíbrio patente de poder, um desejo óbvio de poder despertará inveja e ressentimento; aprendemos a ser gentis e educados, pelo menos superficialmente. Até quem tem poder em geral procura agir com humildade e modéstia – não quer ofender. Na sedução, por outro lado, você pode jogar tudo isso fora, revelar o seu lado ruim, infligir um pouco de sofrimento – de certo modo, ser mais você mesmo. Sua naturalidade a esse respeito por si só será sedutora. O problema é que, depois de anos vivendo no mundo real, não sabemos mais como é ser nós mesmos. Ficamos tímidos, humildes, excessivamente polidos. Nossa tarefa é recuperar parte das nossas qualidades da infância, erradicar toda essa falsa humildade. E a característica mais importante a reconquistar é a da ousadia.

Quanto mais timidez um amante demonstrar conosco, maior é o nosso orgulho em estimulá-lo; quanto mais respeito ele tiver por nossa resistência, mais respeito exigimos dele. De boa vontade diríamos a vocês, homens: "Ah, por piedade, não nos suponham tão virtuosas; estão nos forçando a ter virtudes em demasia."

– NINON DE L'ENCLOS

Um homem deve começar a apreciar uma mulher quando ela lhe dá oportunidade e manifesta o seu próprio amor por ele com os seguintes sinais: ela chama um homem sem que ele antes tenha se dirigido a ela; ela se mostra a ele em locais secretos; ela fala com ele com a voz trêmula e desarticulada; seu rosto cora de prazer e os dedos das mãos e dos pés transpiram; e às vezes ela fica com ambas as mãos sobre o corpo dele como se tivesse sido surpreendida por alguma coisa, ou exausta de cansaço. Depois que a mulher manifestou o seu amor por ele com sinais externos, com movimentos do seu corpo, o homem deve fazer todas as tentativas possíveis para conquistá-la.

Ninguém nasce tímido; a timidez é uma proteção que desenvolvemos. Se nunca esticarmos o pescoço para fora, se nunca tentarmos, jamais teremos de sofrer as consequências do fracasso ou do sucesso. Se somos gentis e discretos, ninguém ficará ofendido – de fato, vamos parecer santos e agradáveis. Na verdade, pessoas tímidas são autocentradas, obcecadas pela maneira como as pessoas as veem, e não são nada santas. E a humildade pode ter usos sociais, mas é mortal na sedução. Você precisa ser capaz de bancar o santo humilde às vezes; é uma máscara que se coloca. Mas, na sedução, livre-se dela. A ousadia é estimulante, erótica e absolutamente necessária para levar a termo uma sedução. Usada corretamente, ela informa aos seus alvos que eles fizeram você perder todos os seus constrangimentos normais, e que você está lhes dando licença para fazer o mesmo. As pessoas estão doidas para ter uma chance de dar expressão aos aspectos reprimidos de suas personalidades. No estágio final de uma sedução, a ousadia elimina qualquer mal-estar ou dúvida.

Numa dança, duas pessoas não podem conduzir. Uma delas assume, levando a outra. A sedução não é igualitária; não é uma convergência harmônica.

Conter-se no final por medo de ofender, ou pensar que é correto dividir o poder, é a receita do fracasso. Essa não é uma arena para se praticar política, mas, sim, o prazer. A iniciativa ousada pode ser do homem ou da mulher, mas ela precisa acontecer. Se você estiver tão preocupado com o outro, console-se com a ideia de que o prazer daquele que se rende com frequência é maior do que o do agressor.

Não deve hesitar nem parecer indeciso: se encontra uma oportunidade, o homem deve aproveitar. A mulher, na verdade, não gosta do homem que é tímido com suas chances e as desperdiça. Ousadia é a regra, pois tudo se ganha e nada se perde.

– THE HINDU ART OF LOVE, COLETADA E EDITADA POR EDWARD WINDSOR

A iniciativa ousada deve parecer uma agradável surpresa, mas sem surpreender demais. Aprenda a ler os sinais de que o alvo está caindo por você. A maneira como ele se dirige a você terá mudado – será mais maleável, com mais palavras e gestos espelhando os seus –, mas continuará havendo um toque de nervosismo e incerteza. No íntimo, ele já se rendeu a você, mas não está esperando um movimento ousado. É hora de atacar. Se você esperar demais, a ponto de o alvo ficar conscientemente desejando e esperando que você tome a iniciativa, ela perderá o sabor picante da surpresa. Você precisa de um grau de tensão e ambivalência, para que o movimento represente um grande alívio. A rendição do alvo aliviará a tensão como uma tão aguardada tempestade de verão. Não planeje com antecedência o seu movimento ousado; ele não pode parecer uma coisa calculada. Espere o momento oportuno.

Fique atento às circunstâncias favoráveis. Isso lhe dará espaço para improvisar e entrar em harmonia com o momento, o que acentua a impressão que você quer criar de ter sido, subitamente, dominado pelo desejo. Se perceber que a vítima está esperando o movimento ousado, recue, tranquilize-a com uma falsa sensação de segurança, depois ataque.

O seu movimento ousado deve ter uma característica teatral. Isso vai torná-lo memorável e fazer a sua agressividade parecer mais agradável. A teatralidade pode vir do ambiente – um cenário exótico ou sensual. Pode vir também dos seus atos. Um ligeiro temor – alguém pode encontrar vocês, digamos – irá acentuar a tensão. Lembre-se: você está criando um momento que precisa se destacar da mesmice do cotidiano.

Manter seus alvos emotivos ao mesmo tempo os enfraquece e acentua o drama do momento. E a melhor maneira de mantê-los num pique emocional é contagiá-los com as suas próprias emoções. As pessoas são muito suscetíveis aos humores de quem está ao seu lado; isso se torna bastante intenso nos últimos estágios de uma sedução, quando a resistência está baixa e o alvo caiu no seu feitiço. Na hora do movimento ousado, aprenda a contagiar o seu alvo com o estado de espírito emocional de que você precisa, em vez de sugeri-lo com palavras. Você deve acessar o inconsciente do alvo, o que se consegue melhor contagiando-o com emoções, contornando a habilidade consciente deles de resistir.

Pode parecer que o movimento ousado deva partir do homem, mas a história está repleta de mulheres ousadas bem-sucedidas. Há duas formas principais de ousadia feminina. Na primeira, a mais tradicional, a mulher coquete desperta o desejo do homem, está no controle de tudo, mas no último minuto, depois de excitar ao máximo a vítima, ela recua e deixa que ele faça o movimento ousado. Ela arma tudo, depois sinaliza com o olhar, os gestos de que está pronta para ele. As cortesãs vêm usando esse método ao longo da história. Isso permite que o homem conserve suas ilusões masculinas, embora a parte agressiva seja, na realidade, a mulher.

A segunda forma de ousadia feminina não se preocupa com essas ilusões: a mulher simplesmente assume o comando, dá o primeiro beijo, ataca a vítima. Muitos homens não acham isso de modo algum castrador, mas, sim, muito excitante. Tudo depende das inseguranças e predisposições da vítima. Esse tipo de ousadia feminina tem o seu fascínio por ser mais raro do que o primeiro, mas, de qualquer modo, todas as ousadias são um tanto raras. Um movimento ousado sempre se destacará comparado com o habitual tratamento dado pelo marido morno, o amante tímido, o pretendente hesitante. É disso que você precisa. Se todos fossem ousados, a ousadia perderia o seu fascínio.

Símbolo: *A Tempestade de Verão.*

Os dias de calor seguem-se um após o outro, sem perspectiva de terminar. A terra está seca e estorricada. Mas aí vem uma tranquilidade no ar pesado e opressivo – a calmaria que antecede a tempestade. De repente, surgem rajadas de vento e relâmpagos, excitantes e assustadores. Sem nos dar tempo de reagir ou correr em busca de abrigo, vem a chuva e traz com ela uma sensação de alívio. Finalmente.

24
Atenção aos efeitos posteriores

Depois de uma sedução bem-sucedida, vem o perigo. Quando as emoções chegam ao auge, em geral elas oscilam na direção oposta – para a lassidão, a desconfiança, o desapontamento. Se vocês vão se separar, que o sacrifício seja rápido e repentino. Cuidado com as despedidas longas e prolongadas; insegura, a vítima vai se agarrar com unhas e dentes e ambos os lados sofrerão. Se vocês vão continuar se relacionando, cuidado com a queda de energia, com a familiaridade que vem se insinuando e acaba com a fantasia. Se o jogo vai continuar, uma segunda sedução será necessária. É preciso seduzir uma segunda vez. Não se deixe passar despercebido pela outra pessoa – use a ausência, crie sofrimento e conflito para manter o seduzido caminhando sobre brasas.

DESENCANTO

Sedução é uma espécie de feitiço, um *enchantment*. Quando seduz, você não está no seu estado normal; sua presença é acentuada, você está representando mais de um papel, está estrategicamente dissimulando seus tiques e inseguranças. Você deliberadamente criou mistério e suspense para fazer a vítima experimentar um drama na vida real. Sob o seu fascínio, o seduzido se sente transportado para fora do mundo do trabalho e das responsabilidades.

Você vai manter essa situação enquanto quiser ou puder, aumentando a tensão, atiçando emoções, até que chega finalmente a hora de completar a sedução. Depois disso, é quase inevitável estabelecer-se o *disenchantment*. Ao alívio da tensão segue-se um abatimento – da excitação, da energia – que pode até se materializar como uma espécie de desgosto que sua vítima direciona para você, mesmo se o que está acontecendo seja na verdade um processo emocional natural. É como se o efeito de uma droga estivesse passando, permitindo que o alvo veja você como realmente é – e ficando desapontado com as falhas que inevitavelmente existem. Por sua vez, é provável que você também tenha idealizado um pouco os

Em resumo, triste a mulher que é de temperamento por demais monótono; sua monotonia sacia e desgosta. Ela é sempre a mesma estátua, com ela o homem está sempre certo. Ela é tão boa, tão gentil, e tira das pessoas o privilégio de discutir com ela, e isso muitas vezes é um prazer tão grande! Coloque em seu lugar uma mulher vivaz, caprichosa, decidida, até um certo ponto, entretanto, e as coisas adquirem um outro aspecto. O amante encontrará na mesma pessoa o prazer da variedade. O temperamento é o sal, a qualidade que impede de ficar rançoso. Impaciência, ciúme, discussões, reconciliações, despeito, tudo é alimento para o

seus alvos e, depois de satisfeito o seu desejo, os esteja vendo como fracos. (Afinal de contas, eles se renderam a você.) Você também pode estar se sentindo decepcionado. Mesmo nas melhores circunstâncias, você está lidando com a realidade e não com a fantasia, e as chamas aos poucos se apagam – a não ser que inicie uma nova sedução.

Você pode achar que, se a vítima vai ser sacrificada, nada disso importa. Mas às vezes o seu esforço para romper um relacionamento vai inadvertidamente reviver o fascínio para a outra pessoa, fazendo com que ela se agarre com tenacidade. Não, em qualquer sentido – sacrifício ou a integração de vocês dois como um casal –, você deve levar em conta o desencanto. A pós-sedução também é uma arte.

Domine as táticas a seguir para evitar efeitos posteriores indesejados.

amor. Variedade encantadora? (...) A paz muito constante produz um tédio mortal. A uniformidade mata o amor, pois assim que o espírito metódico se mistura com as coisas do coração, a paixão desaparece, o langor sobrevém, o fastio começa a cansar e o desgosto encerra o capítulo.

– NINON DE L'ENCLOS, *LIFE, LETTERS AND EPICUREAN PHILOSOPHY OF NINON DE L'ENCLOS*

Lute contra a inércia. A sensação de que você está se esforçando menos muitas vezes é o que basta para desencantar as suas vítimas. Pensando melhor no que você fez durante a sedução, elas o verão como uma pessoa manipuladora: você queria alguma coisa delas, e então se esforçou, mas agora não lhes dá mais valor. Concluída a primeira sedução,

O tempo não a faz murchar, nem o hábito azeda / Sua infinita variedade; outras mulheres saciam / Os apetites que alimentam; mas ela deixa faminto / Quanto mais satisfaz.

– WILLIAM SHAKESPEARE, *ANTÔNIO E CLEÓPATRA*

portanto, mostre que ela não terminou totalmente – que você quer continuar se colocando à prova, focalizando nelas a sua atenção, atraindo-as.

Frequentemente, o melhor jeito de mantê-los encantados é injetar drama intermitente. Isso pode ser doloroso – abrir velhas feridas, provocar ciúme, recuar um pouco. Por outro lado, também pode ser agradável: coloque-se à prova mais uma vez, preste atenção aos pequenos e bons detalhes, crie novas tentações. Na verdade, você deve misturar os dois aspectos, uma vez que dor ou prazer em excesso não se provarão sedutores. Você não está repetindo a primeira sedução, pois o alvo já se rendeu. Você está apenas provocando pequenas sacudidas, dando alertas para mostrar que você não parou de tentar e que eles não podem tomá-lo como garantido. A sacudidela vai evocar o velho veneno, atiçar as cinzas, trazê-lo temporariamente de volta ao começo, quando seu envolvimento tinha um agradável frescor e também uma tensão. Jamais confie nos seus encantos físicos; até a beleza perde o seu atrativo com a superexposição. Somente estratégia e esforço combaterão a inércia.

Mantenha o mistério. Familiaridade é a morte da sedução. Se o alvo sabe tudo sobre você, o relacionamento adquire um nível de conforto, mas perde os elementos de fantasia e ansiedade. Sem ansiedade e um toque de medo, a tensão erótica se dissolve. Lembre-se: a realidade não é sedutora. Guarde alguns cantos sombrios na sua personalidade, zombe das expectativas, use ausências para fragmentar a atração pegajosa e possessiva que permite que a familiaridade se insinue.

Os homens desprezam as mulheres que amam muito e tolamente.

– LUCIAN, *DIALOGUES OF THE COURTESANS*

Percebendo que o encanto se quebrou, alguns alvos podem se voltar para um outro homem ou mulher cuja falta de familiaridade pareça excitante e poética. Não entregue os pontos reclamando ou tendo pena de si mesmo. Isso só iria favorecer o desencanto natural, uma vez que a sedução acabou. Em vez disso, faça-os ver que você não é quem eles pensavam. Faça disso um jogo delicioso para encarnar novos papéis, para surpreendê-los, para ser uma interminável fonte de entretenimento. Explore as partes de seu caráter que eles acham encantadoras, sem nunca deixá-los pensar que o conhecem muito bem.

Conserve a leveza. Sedução é um jogo, não uma questão de vida e morte. Na fase "pós", haverá uma tendência a levar as coisas mais a sério e no nível pessoal, e ficar se queixando do comportamento que não lhe agrada. Lute contra isso o máximo possível, pois vai criar exatamente o efeito que você não quer. Você não pode controlar os outros com lamúrias e reclamações; isso os deixará na defensiva, exacerbando o problema. Você terá mais controle se mantiver o estado de espírito adequado. O seu espírito brincalhão, as pequenas artimanhas que inventará para agradá-los, a sua indulgência com as falhas deles deixarão suas vítimas dóceis e fáceis de lidar. Não tente mudar as suas vítimas; induza-as a dançar conforme a sua música.

Evite a extinção lenta. Muitas vezes, uma pessoa fica desencantada, mas não tem coragem de romper. Em vez disso, ela se fecha. Como uma ausência, esse passo atrás psicológico pode inadvertidamente reacender o desejo do outro, e tem início um frustrante ciclo de busca e retirada. Tudo se desenrola lentamente. Assim que se sentir desencantado e souber que está tudo acabado, encerre rapidamente, sem desculpas. Isso só insultaria o outro. Uma separação rápida costuma ser mais fácil de superar – é como se para você a fidelidade fosse um problema, ao contrário de sentir que o seduzido não desperta mais o desejo. Uma vez realmente desencantado, não há retorno, portanto não insista por falsa piedade.

Não só a longa e interminável morte de um relacionamento causa ao seu parceiro um sofrimento desnecessário como terá consequências a longo prazo para você também, tornando-o mais arisco no futuro e sobrecarregando-o de culpa. Jamais se sinta culpado, ainda que seja ao mesmo tempo o sedutor e aquele que agora se sente desencantado. A culpa não é sua. Nada pode durar para sempre. Você criou prazer para suas vítimas, tirando-as das suas rotinas. Se você fizer um rompimento rápido e sem culpas, a longo prazo elas vão apreciar isso. Quanto mais você se desculpa, mais insulta o orgulho delas, despertando sentimentos negativos que vão ficar repercutindo durante anos. Poupe-lhes explicações esfarrapadas que só complicam as coisas. A vítima deve ser sacrificada, não torturada.

Se um rompimento com a vítima é muito confuso ou difícil (ou você não tem coragem), então faça o seguinte: quebre deliberadamente o encanto que a prende a você. O distanciamento ou a raiva só atiçará a insegurança da outra pessoa, produzindo um terror aderente. Em vez disso, tente sufocá-la com amor e atenções: seja você mesmo grudento e possessivo, sentimentalize cada ação e traço de caráter do amante, crie a noção de que esse afeto monótono vai durar para sempre. Acabaram-se os mistérios, as atitudes coquetes, os recuos – apenas o amor eterno. Raras são as pessoas capazes de suportar tanta ameaça. Algumas semanas vivendo assim, e elas desaparecem para sempre.

RESSEDUÇÃO

Depois que você seduz uma pessoa, há quase sempre um período de dormência, um leve afrouxamento, que às vezes leva a uma separação; é surpreendentemente fácil, entretanto, resseduzir o mesmo alvo. Os antigos sentimentos não morrem, eles ficam adormecidos e, como um raio, podem pegar o seu alvo de surpresa.

É um raro prazer ser capaz de reviver o passado, a própria juventude – sentir as antigas emoções. Acrescente um toque dramático na sua ressedução: reviva antigas imagens, os símbolos, as expressões que acordam a memória. Seus alvos tenderão a esquecer a feiura da separação e lembrarão apenas as coisas boas. Você deve fazer essa segunda sedução com ousadia e rapidez, sem dar aos seus alvos tempo para refletir ou estranhar. Tire vantagem do contraste com o atual amante deles, ou a amante, fazendo com que o comportamento dessa pessoa pareça tímido e indigesto em comparação com o seu.

Se você quer resseduzir uma pessoa, escolha alguém que não o conheça muito bem, cujas lembranças de você sejam mais puras, alguém por natureza menos desconfiado e que esteja insatisfeito com as atuais circunstâncias. É bom também deixar o tempo passar. Ele vai restaurar o seu brilho e apagar as suas falhas. Jamais veja uma separação ou sacrifício como algo final. Com um pouco de drama e planejamento, uma vítima pode ser recuperada em pouco tempo.

Símbolo:

Brasas, os vestígios do fogo na manhã seguinte. Deixadas à vontade, as brasas aos poucos se extinguem. Não as deixe ao sabor do acaso e dos elementos. Apague-as, abafe-as, sufoque-as, não as alimente com nada. Para trazê-las de novo à vida, abane, atice, até arderem de novo. Somente a sua constante atenção e vigilância as manterá acesas.

BIBLIOGRAFIA

Baudrillard, Jean. *Seduction.* Trad. para o inglês de Brian Singer. Nova York: St. Martin's Press, 1990.

Bourdon, David. *Warhol.* Nova York: Harry N. Abrams, Inc., 1989.

Capellanus, Andreas. *Andreas Capellanus on Love.* Trad. para o inglês de P. G. Walsh. Londres: Gerald Duckworth & Co. Ltd., 1982.

Casanova, Jacques. *The Memoirs of Jacques Casanova, in eight volumes.* Trad. para o inglês de Arthur Machen. Edimburgo: Limited Editions Club, 1940.

Chalon, Jean. *Portrait of a Seductress: The World of Natalie Barney.* Trad. para o inglês de Carol Barko. Nova York: Crown Publishers, Inc., 1979.

Cole, Hubert. *First Gentleman of the Bedchamber: The Life of Louis-François Armand, Maréchal Duc de Richelieu.* Nova York: Viking, 1965.

De Troyes, Chrétien. *Arthurian Romances.* Trad. para o inglês de William W. Kibler. Londres: Penguin Books, 1991.

Feher, Michel, ed. *The Libertine Reader: Eroticism and Enlightenment in Eighteenth-Century France.* Nova York: Zone Books, 1997.

Flynn, Errol. *My Wicked, Wicked Ways.* Nova York: G. P. Putnam's Sons, 1959.

Freud, Sigmund. *Psychological Writings and Letters.* Ed. Sander L. Gilman. Nova York: The Continuum Publishing Company, 1995.

———. *Sexuality and the Psychology of Love.* Ed. Philip Rieff. Nova York: Touchstone, 1963.

Fülöp-Miller, René. *Rasputin: The Holy Devil.* Nova York: Viking, 1962.

George, Don. *Sweet Man: The Real Duke Ellington.* Nova York: G. P. Putnam's Sons, 1981.

Gleichen-Russwurm, Alexander von. *The World's Lure: Fair Women, Their Loves, Their Power, Their Fates.* Trad. para o inglês de Hannah Waller. Nova York: Alfred A. Knopf, 1927.

Hahn, Emily. *Lorenzo: D. H. Lawrence and the Women Who Loved Him.*Filadélfia: J. B. Lippincott Company, 1975.

Hellmann, John. *The Kennedy Obsession: The American Myth of JFK.* Nova York: Columbia University Press, 1997.

Kaus, Gina. *Catherine: The Portrait of an Empress.* Trad. para o inglês de June Head. Nova York: Viking, 1935.

Kierkegaard, Sören. *The Seducer's Diary, in Either/Or, Part 1.* Trad. para o inglês de Howard V. Hong & Edna H. Hong. Princeton, NJ: Princeton University Press, 1987.

Lao, Meri. *Sirens: Symbols of Seduction.* Trad. para o inglês de John Oliphant of Rossie. Rochester, VT: Park Street Press, 1998.

Lindholm, Charles. *Charisma.* Cambridge, MA: Basil Blackwell, Ltd., 1990.

Ludwig, Emil. *Napoleon.* Trad. para o inglês de Eden & Cedar Paul. Garden City, NY: Garden City Publishing Co., 1926.

Mandel, Oscar, ed. *The Theatre of Don Juan: A Collection of Plays and Views, 1630-1963.* Lincoln, NE: University of Nebraska Press, 1963.

Maurois, André. *Byron.* Trad. para o inglês de Hamish Miles. Nova York: D. Appleton & Company, 1930.

———. *Disraeli: A Picture of the Victorian Age.* Trad. para o inglês de Hamish Miles. Nova York: D. Appleton & Company, 1928.

Monroe, Marilyn. *My Story.* Nova York: Stein and Day, 1974.

Morin, Edgar. *The Stars.* Trad. para o inglês de Richard Howard. Nova York: Evergreen Profile Book, 1960.

Ortiz, Alicia Dujovne. *Eva Perón.* Trad. para o inglês de Shawn Fields. Nova York: St. Martin's Press, 1996.

Ovídio. *The Erotic Poems.* Trad. para o inglês de Peter Green. Londres: Penguin Books, 1982.

———. *Metamorphoses.* Trad. para o inglês de Mary M. Innes. Baltimore, MD: Penguin Books, 1955.

Peters, H. F. *My Sister, My Spouse: A Biography of Lou Andreas-Salomé.* Nova York: W. W. Norton, 1962.

Platão. *The Symposium.* Trad. para o inglês de Walter Hamilton. Londres: Penguin Books, 1951.

Reik, Theodor. *Of Love and Lust: On the Psychoanalysis of Romantic and Sexual Emotions.* Nova York: Farrar, Straus and Cudahy, 1957.

Rose, Phyllis. *Jazz Cleopatra: Josephine Baker and Her Time.* Nova York: Vintage Books, 1991.

Sackville-West, Vita. *Saint Joan of Arc.* Londres: Michael Joseph Ltd., 1936.

Shikibu, Murasaki. *The Tale of Genji.* Trad. para o inglês de Edward G. Seidensticker. Nova York: Alfred A. Knopf, 1979.

Shu-Chiung. *Yang Kuei-Fei: The Most Famous Beauty of China.* Shanghai, China: Commercial Press, Ltd., 1923.

Smith, Sally Bedell. *Reflected Glory: The Life of Pamela Churchill Harriman.* Nova York: Touchstone, 1996.

Stendhal. *Love.* Trad. para o inglês de Gilbert & Suzanne Sale. Londres: Penguin Books, 1957.

Terrill, Ross. *Madame Mao: The White-Boned Demon.* Nova York: Touchstone, 1984.

Trouncer, Margaret. *Madame Récamier.* Londres: Macdonald & Co., 1949.

Wadler, Joyce. *Liaison.* Nova York: Bantam Books, 1993.

Weber, Max. *Essays in Sociology.* Ed. Hans Gerth & C. Wright Mills. Nova York: Oxford University Press, 1946.

Wertheimer, Oskar von. *Cleopatra: A Royal Voluptuary.* Trad. para o inglês de Huntley Patterson. Filadélfia: J. B. Lippincott Company, 1931.

Impressão e Acabamento:
GRÁFICA E EDITORA CRUZADO